Anaesthesiology and Resuscitation
Anaesthesiologie und Wiederbelebung
Anesthésiologie et Réanimation

63

Editors

Prof. Dr. R. Frey, Mainz · Dr. F. Kern, St. Gallen

Prof. Dr. O. Mayrhofer, Wien

Managing Editor: Prof. Dr. M. Halmágyi, Mainz

Anaesthesiology and Resuscitation

Anaesthesiologie und Wiederbelebung

Anesthésiologie et Réanimation

63

Editors

Prof. Dr. R. Frey, Mainz · Dr. F. Kern, St. Gallen
und Dr. O. Mayrhofer, Wien

Anaesthesiology and Resuscitation

H. Schaer

Kreislaufwirkungen von nicht depolarisierenden Muskelrelaxantien

Mit 12 Abbildungen

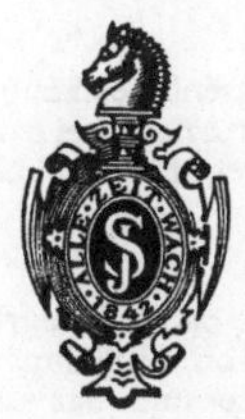

Springer - Verlag Berlin · Heidelberg · New York 1972

Priv.-Doz. Dr. med. H. SCHAER
Institut für Anaesthesiologie der Universitätskliniken
des Kantonsspitals Zürich
(Direktor: Prof. Dr. G. HOSSLI)

ISBN-13:978-3-540-05806-9   e-ISBN-13:978-3-642-65380-3

DOI: 10.1007/978-3-642-65380-3

Geleitwort

Die Muskelrelaxantien sind heute unentbehrliche Bestandteile im Armentarium des Anästhesisten. Ihre faszinierende Geschichte ist von berufener Seite oft und eingehend geschildert worden. Erinnern wir uns nur an einige Höhepunkte seit den ersten Berichten ALEXANDER VON HUMBOLDTS um die Mitte des 18. Jahrhunderts über die Herstellung des geheimnisvollen Pfeilgiftes der Indianer im Orinoco-Gebiet, wie beispielsweise die ersten Anwendungsversuche von Curare beim Tetanus um 1815, die Identifizierung der Muskelendplatte als dessen Wirkungsort durch CLAUDE BERNARD um 1850, und schließlich die Einführung in die Anästhesie durch GRIFFITH im Jahre 1942. Die neuromuskuläre Blockade ist damit zu einem wertvollen klinischen Hilfsmittel geworden. Dank intensiven Forschungsarbeiten von Chemikern und Pharmakologen haben bald weitere curareähnlich wirkende Präparate zur Verfügung gestanden, und es sind neue Erkenntnisse über die Art ihrer Effekte vermittelt worden.
Auf diesem Gebiet sind in Zürich von SCHMID und KARRER durch die Strukturaufklärung natürlicher Curare-Alkaloide und der synthetischen Herstellung von C-Toxiferin, sowie von WASER durch die Untersuchung über die Wirkungsmechanismen dieser Pharmaka an den Endplatten, bedeutungsvolle Ergebnisse erarbeitet worden. Bei der vorliegenden Arbeit handelt es sich um eine zusammenfassende Darstellung bisher bekannter Zirkulationseffekte dieser Präparate, welche auf eigenen klinisch-pharmakologischen Untersuchungen basieren. Für den praktisch tätigen Anästhesisten sind diese Ergebnisse eminent wichtig.

Zürich, im März 1972   G. HOSSLI

Vorwort

Noch in einem im Jahre 1941 erschienenen bekannten Pharmakologie-
buch (GOODMAN und GILMAN, 1941) war zu lesen, daß Curare keine all-
gemein anerkannten Anwendungen besitze. Nachdem aber einmal die
ersten klinischen Berichte über den Gebrauch von Curare zur Muskel-
erschlaffung in Inhalationsnarkose erschienenen waren (GRIFFITH und
JOHNSON, 1942; CULLEN, 1943), hat sich dessen klinische Verwendung
schnell durchgesetzt. Zu Recht bezeichnet CONSOLE (1951) 10 Jahre später
die Einführung von Curare in die Anaesthesie als einen der bedeutendsten
Fortschritte auf diesem Gebiet der Medizin.

Die Nebenwirkungen von Curare, die ganglienblockierende Wirkung,
die kardial-vagolytische Wirkung und die Histaminfreisetzung sind seit
der Einführung dieses Präparates in die Anaesthesie bekannt (CULLEN, 1944;
COMROE und DRIPPS, 1946) und im Hinblick auf ihre klinische Bedeutung
diskutiert worden. Im Bestreben, Präparate mit geringen Nebenwirkungen
zu schaffen, sind dann neben Curare eine Reihe weiterer neuromuskulärer
Blocker vom nicht depolarisierenden Typus entwickelt und in die Klinik
eingeführt worden: 1949 Gallamin und Dimethyltubocurarin, 1951 Benzo-
quinonium, 1961 Alcuronium, 1967 Pancuronium. Während in vielen
älteren Berichten auch die vollständige Atemlähmung mit daraus resultie-
render Asphyxie als Zeichen einer toxischen Wirkung betrachtet worden
ist (COMROE und DRIPPS, 1947), ist es bei den heute gebräuchlichen Anae-
sthesieverfahren angezeigt, alle Effekte, die direkt aus der Hauptwirkung,
der Blockierung der neuromuskulären Übertragung resultieren, nicht mehr
zu den Nebenwirkungen zu zählen.

Den Anaesthesisten stehen heute eine Reihe von neuromuskulärblockierenden Präparaten, die eine gute muskuläre Erschlaffung von 30–
60 min Dauer nach einmaliger Injektion bewirken, zur Verfügung. Die Prä-
ferenz für das eine oder andere Präparat wird sich dabei hauptsächlich aus
dem Fehlen von Nebenwirkungen ergeben. Genauen Aufschluß über deren
Art und Ausmaß am Menschen können nur Untersuchungen unter standardisierten Bedingungen, welche den klinischen Verhältnissen möglichst nahe
kommen, liefern. In dieser Arbeit wird versucht, dem Anaesthesisten die
Grundlagen für eine rationale Wahl des zu verwendenden Relaxans zu
geben und auf die u. U. zu erwartenden Nebenwirkungen von Seiten des
Kreislaufs hinzuweisen.

Mein verehrter Chef und Lehrer, Herr Prof. G. HOSSLI hat mir für diese
Arbeit stets freie Hand gelassen und mich in jeder Beziehung wohlwollend

unterstützt. Ich möchte ihm dafür, sowie auch für Anregungen und Kritik bei der Abfassung des Manuskriptes vielmals danken. Zu ganz besonderem Dank verpflichtet bin ich Herrn Prof. P. G. WASER, Direktor des Pharmakologischen Institutes der Universität, der mir in seinem Institut großzügig Gastrecht gewährt, die Arbeit mit Interesse verfolgt und durch wertvolle Anregungen bereichert hat. Meinen Kollegen vom Institut für Anaesthesiologie, Frl. PD Dr. R. GATTIKER, Frl. Dr. O. LAEPPLE und Herrn Dr. G. KREIENBÜHL danke ich für ihr Interesse und für die Rücksichtnahme auf die experimentellen Untersuchungen bei der Organisation des Routine-Operationsprogrammes.

Mein ganz spezieller Dank richtet sich auch an meine zeitweisen Mitarbeiter, Frl. Dr. K. SCHUBERT, Frl. Dr. KÜNDIG und Herrn Dr. G. HALDEMANN, welche mit großem persönlichen Einsatz mitgearbeitet haben. Herrn Prof. W. RUTISHAUSER, Oberarzt an der Medizinischen Universitätspoliklinik und Herrn PD Dr. M. ROTHLIN, Oberarzt an der Chirurgischen Universitätsklinik A gebührt mein Dank für die jederzeitige Bereitschaft zu Diskussionen über methodische oder kardiologische Probleme, und Herrn Prof. T. MARTHALER vom Biostatistischen Zentrum für seine Beratung bei der Bearbeitung der Statistik. Mit meinen Kollegen von den Chirurgischen Universitätskliniken A und B und von der Urologischen Universitätsklinik bestand jederzeit eine gute Zusammenarbeit, und dankbar anerkenne ich ihre Bereitschaft zur Rücksichtnahme auf diese Untersuchungen bei der Organisation des Operationsprogrammes.

Ich genoß während der ganzen Zeit die Unterstützung unserer Anaesthesie-Oberschwester ANNEMARIE KLINGENSTEINER und aller anderen Anaesthesieschwestern, sowie auch diejenige von Herrn Oberpfleger GANTENBEIN und seiner Mitarbeiter und die organisatorische Hilfe von Schwester GERTRUD SCHENK. Wertvoll war mir die Mitarbeit unserer Laborantinnen, Frau A. GECK-ROHNER, Frau U. STUDER-STREBEL, Fräulein P. BRONZ und Fräulein V. KILCHENMANN, sowie der Photographin der Chirurgischen Kliniken, Frau A. JUNG und ihrer Mitarbeiter. Ihnen allen sei an dieser Stelle vielmals gedankt.

Zürich, im März 1972   H. SCHAER

Inhaltsverzeichnis

1. Pharmakologie der Kreislaufwirkungen von Relaxantien

1.1. Einleitung

In dieser Arbeit über Kreislaufwirkungen neuromuskulärer Blocker wird die Darstellung der pharmakologischen Grundlagen auf die für das Zustande kommen von Kreislaufeffekten verantwortlichen Mechanismen beschränkt werden. Es handelt sich somit um eine Zusammenstellung der *Pharmakologie der Nebenwirkungen*, wobei die Pharmakologie der Hauptwirkung, der Hemmung der neuromuskulären Übertragung, nicht besprochen wird. Die nach Verwendung von Relaxantien beobachteten Kreislaufeffekte werden durch Wirkungen dieser Präparate auf cholinergische Receptoren des autonomen Nervensystems und u. U. noch durch eine Freisetzung von Histamin erklärt. Verschiedentlich ist auch diskutiert worden, inwieweit die Tonusabnahme der Skelettmuskulatur zu einer Weiterstellung der Gefäße in der Peripherie, zu einem Versacken des Blutes und somit zu verringertem venösen Rückstrom mit Blutdruckabfall führen könnte (EVERETT, 1948; GUYTON und REEDER, 1950; TAMMISTO und WELLING, 1969). Dieser Effekt müßte als direkte Folge der Relaxation und nicht als Nebenwirkung eines bestimmten Präparates betrachtet werden.

Die Pharmakologie der cholinergischen Synapsen, sowie diejenige von Histamin sollen deshalb kurz diskutiert werden. Anschließend wird noch die Pharmakologie der 4 gebräuchlichsten Relaxantien vom nicht depolarisierenden Typus, d-Tubocurarin, Gallamin, Alcuronium, Pancuronium (in der Reihenfolge ihrer Entdeckung und Einführung in die Klinik), speziell in bezug auf deren Nebenwirkungen zusammengefaßt.

1.2. Acetylcholin als neurohumoraler Transmittor im peripheren Nervensystem

An Endplatten, parasympathisch innervierten Endorganen und autonomen Ganglien wirkt Acetylcholin als Überträgersubstanz und befinden sich somit auf Acetycholin empfindliche Receptoren. Neben der gemeinsamen Empfindlichkeit auf Acetylcholin zeichnen sich die einzelnen Gruppen dieser Receptoren durch eine *selektive* Empfindlichkeit gegenüber gewissen Pharmaka aus. Aufgrund dieser selektiven cholinergischen Stimulatoren, *Muscarin* an den parasympathisch innervierten Endorganen und *Nicotin* an autonomen Ganglien und Endplatten, werden diese Teilwirkungen von Acetylcholin als *muscarinartig*, beziehungsweise *nicotinartig* bezeichnet (Tab. 1).

Tabelle 1. Cholinergische Funktionen im peripheren Nervensystem

cholinergische Faser	postganglionär parasympathisch	präganglionär autonom	somatisch motorisch
cholinenergischer Receptor	autonomer Effektor: Speicheldrüsen Herz Bronchialmuskulatur	autonome Ganglienzelle	quergestreifte Muskulatur
cholinomimetisches Agens	————— A c e t y l c h o l i n —————	————— N i c o t i n —————	
	Muscarin		
cholinolytischer Blocker	Atropin	Ganglienblocker z. B. Hexamethonium, Tetraaethylammonium	neuromuskuläre Blocker z. B. Curare

Die verschiedenen Überträgerfunktionen von Acetylcholin lassen sich überdies durch *selektiv wirkende Antagonisten* blockieren: durch *Atropin* an den Endorganen (Anti-Muscarinwirkung), durch *Ganglienblocker* an den autonomen Ganglien und durch *Curare* an den Endplatten (Tab. 1). Diese Selektivität muß allerdings eingeschränkt werden, da die meisten dieser Antagonisten eine gewisse Affinität gegen mehrere oder alle dieser Gruppen von Acetylcholinreceptoren besitzen. In kleinsten Konzentrationen wirken diese Antagonisten an demjenigen Receptor, zu welchem sie die größte Affinität aufweisen und werden aufgrund dieser *Hauptwirkung* klassiert. In größeren Konzentrationen werden aber häufig andere Acetylcholinfunktionen als die „selektiv" blockierte als Nebenwirkung antagonisiert (AMBACHE, 1955). Eine unterschiedliche Empfindlichkeit einzelner Organe, Ganglien oder Muskelgruppen gegenüber atropinartigen-, ganglienblockierenden-, beziehungsweise curarisierenden Substanzen hat sich selbst im Rahmen der Hauptwirkung feststellen lassen.

Beispielsweise treten am Menschen nach Atropingaben zuerst eine Hemmung der Schweiß- und Speichelsekretion auf, nach größeren Dosen findet sich eine Pulsbeschleunigung, und erst bei nochmals gesteigerten Dosen kommt es zu einer Blasenlähmung, Akkommodationslähmung und Mydriasis (HERXHEIMER, 1958). In etwa 100–1 000mal antimuskarinisch wirksamen Dosen erweisen sich atropinartige Präparate als potente Ganglienblocker, die in ihrer Wirksamkeit sogar Tetraäthylammonium übertreffen können (BAINBRIDGE und BROWN, 1960; FINK und CERVONI, 1953;

MARAZZI, 1939; CAHEN und TVEDE, 1953). Unter gewissen Umständen hat sich auch eine neuromuskulärblockierende Wirkung von Atropin nachweisen lassen (TUM-SUDDEN, 1958).

Curareartige Präparate besitzen neben ihrer Hauptwirkung auf die neuromuskuläre Übertragung auch Nebenwirkungen im Sinne einer antimuskarinischen (atropinartigen) und ganglienblockierenden Wirkung. Im Gegensatz zu Atropin liegen die Konzentrationsbereiche für Haupt- und Nebenwirkungen relativ nahe beieinander, so daß bei einigen Präparaten bereits nach neuromuskulärblockierenden Dosen mit Nebenwirkungen gerechnet werden muß. Aufgrund von tierexperimentellen Versuchen ist in relaxierender Dosierung nach d-Tubocurarin eine sehr geringe, nach Alcuronium und Pancuronium eine mäßige und nach Gallamin eine beträchtliche antimuskarinische Wirksamkeit zu erwarten (SCHAER, 1971). Die antimuskarinische Aktivität scheint sich selektiv auf die muskarinischen Receptoren des Herzens zu beschränken und andere muskarinische Receptoren, wie z. B. am Ileum unbeeinflußt zu lassen (BROWN und CROUT, 1970; SAXENA und BONTA, 1970 und 1971; RATHBUN und HAMILTON ,1970). Die ganglienblockierende Wirkung dieser Präparate ist unseres Wissens nicht einheitlich und vergleichend untersucht worden. Aus verschiedenen Arbeiten läßt sich zusammenstellen, daß bei d-Tubocurarin die Dosen zur Erzeugung einer ganglienblockierenden Wirkung 1,5–5mal größer sind als diejenigen zur Erzeugung einer Paralyse der Skelettmuskulatur (GUYTON und REEDER, 1950). Bei den anderen Relaxantien scheint das Verhältnis der neuromuskulärblockierenden Dosierung zur ganglienblockierenden Dosierung mehr im Sinne einer größeren Selektivität der Hauptwirkung von Gallamin (RIKER und WESCOE, 1951), Alcuronium (WASER und HARBECK, 1962; BÄCHTOLD et al., 1964) und Pancuronium (BUCKETT et al., 1968) verschoben zu sein.

1.3. Histaminfreisetzung

Nachdem ALAM et al., (1939) gezeigt hatten, daß Tubocurare große Mengen von Histamin aus Skelettmuskeln freizusetzen vermag, wurden die nach hohen Dosen von Curare am Menschen auftretenden Nebenwirkungen wie Hypotension, Bronchokonstriktion und Hautreaktionen bald als „Histamin-ähnlich" erkannt und in diesem Zusammenhang weiter untersucht (COMROE und DRIPPS, 1946; GROB et al., 1947).

Histamin erzeugt am Menschen wie auch am Hund und an der Katze eine starke Vasodilatation mit Abfall des arteriellen Druckes. Der Wiederanstieg des arteriellen Druckes, der meistens innerhalb Minuten erfolgt, hängt von den Gegenregulationsmechanismen auf den arteriellen Druckabfall, wie auch von der Geschwindigkeit der Histamininaktivierung ab.

Es kommt gegenregulatorisch zu einer Tachykardie, sowie zu einer Zunahme des Herzzeitvolumens. Eine direkte kardiale Wirkung von Histamin wird am intakten Organismus für unwahrscheinlich gehalten (DALE und LAIDLAW, 1910; PICKERING, 1933; GOODMAN und GILMAN, 1965). Für den Anaesthesisten ist im weiteren eine spasmogene Wirkung von Histamin an der glatten Muskulatur von Bedeutung. Außer bei Asthmatikern soll Histamin beim Menschen aber keine stärkere Bronchokonstriktion auslösen (GOODMAN und GILMAN, 1965). Die Reaktionen von verschiedenen Tierspezies auf Histamin variieren stark (z. B. Blutdruckanstieg bei Nagetieren im Gegensatz zum Blutdruckabfall bei Mensch, Hund und Katze), sodaß tierexperimentell erhobene Befunde nur mit größter Vorsicht und Einschränkungen auf den Menschen übertragen werden dürfen.

Eine Reihe von organischen Basen ist in der Lage, Histamin aus Mastzellen freizusetzen. Die Reaktionen auf eine solche Histaminfreisetzung sind dabei die gleichen wie diejenigen nach einer Injektion von Histamin: Hautmanifestationen, Hypotension, Bronchokonstriktion, Magensaftsekretion. Mit Ausnahme der Magensaftsekretion sind diese Reaktionen durch Antihistaminica in unterschiedlichem Maße hemmbar. Nach einer größeren Histaminfreisetzung besteht während einiger Tage ein refraktärer Zustand, sodaß durch erneute Gabe eines Liberators kaum mehr Histamin freigesetzt werden kann. Zur Histaminfreisetzung muß der Liberator eine gewisse Schwellenkonzentration überschreiten. Dies erklärt die Beobachtung, daß eine schnelle Injektion eines Liberators Histamin freizusetzen vermag, währenddem die gleiche Dosis bei langsamer Injektion wirkungslos bleibt (PATON, 1959). d-Tubocurarin hat sich als potenter Histaminliberator erwiesen. Bei den anderen neuromuskulären Blockern scheint diese Nebenwirkung keine Rolle zu spielen (Literatur bei Besprechung der einzelnen Präparate).

1.4. d-Tubocurarin

Die Strukturformel von d-Tubocurarin, nach neuesten Untersuchungen ein monoquaternäres Salz (EVERETT et al., 1970), ist in Abb. 1 dargestellt. Intocostrin-T (Squibb), Tubarine (Wellcome), Tubocurarin (Abbott). Währenddem für die ersten experimentellen Untersuchungen und klinischen Anwendungen ein hochgereinigter und mittels der „Headdrop"-Methode standardisierter Extrakt (VARNEY, 1949) verwendet wurde, wird jetzt kristallines d-Tubocurarin aus Chondodendron tomentosum nach der Methode von WINTERSTEINER und DUTCHER (1943) hergestellt. 20 Einheiten oder mg von Standardcurare (unauthenticated Curare) entsprechen dabei 2,7 mg d-Tubocurarinchlorid (GROB et al., 1947).

Schon bald nach der ersten klinischen Verwendung von Curare (GRIFFITH und JOHNSON, 1943) wurde auf mögliche Nebenwirkungen,

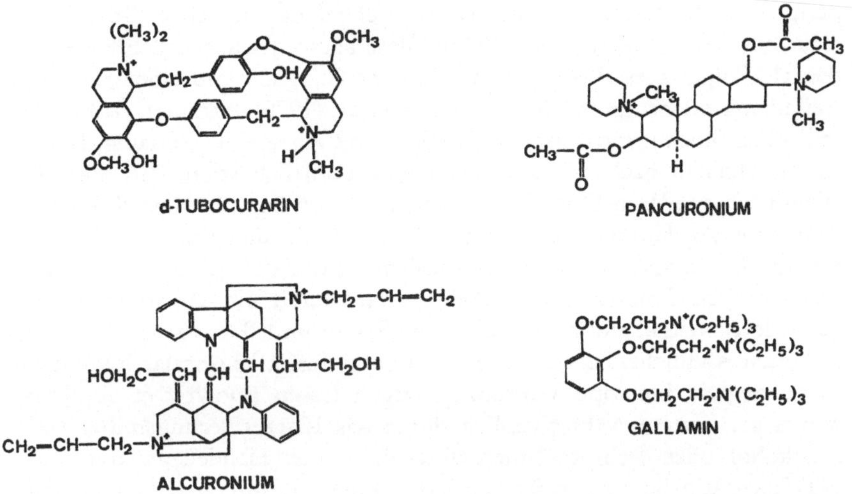

Abb. 1. Strukturformeln der untersuchten neuromuskulären Blocker

hervorgerufen durch Histaminfreisetzung (COMROE und DRIPPS, 1946) und durch Wirkungen auf das autonome Nervensystem (CULLEN, 1944), hingewiesen. Die daraus resultierenden hauptsächlichsten klinischen Komplikationen wären Blutdruckabfälle, Bronchokonstriktion und Hautreaktionen. Experimentell sind diese Nebenwirkungen gut belegt. So fanden MAUTNER und LUISADA (1941) an Hunden einen kardial vagolytischen Effekt bereits mit Dosen, welche noch keine Zwerchfellähmung erzeugten, und GUYTON und REEDER (1950) blockierende Wirkungen an sympathischen und parasympathischen Ganglien, sowie am Herzvagus in Konzentrationen, die nur wenig über den neuromuskulärblockierenden liegen. Eine Histaminfreisetzung ist durch direkte und indirekte Methoden nachgewiesen worden. Histamin und d-Tubocurarin führen am Menschen zu qualitativ gleichen Reaktionen. Nach intracutaner Injektion kommt es zu einer Quaddel (COMROE und DRIPPS, 1946; GROB et al., 1947; SNIPER, 1952), nach intraarterieller Injektion zur Bildung von Ekchymosen, Urticaria und Schwellung. Diese vasculären Reaktionen werden durch vorherige oder gleichzeitige Gabe des Antihistaminicums Pyribenzamin gehemmt (GROB et al., 1947). Maximale Histaminplasmakonzentrationen werden 1 min nach der Injektion von d-Tubocurarin gefunden, und nach 3 min sind die Plasmahistaminwerte weitgehend normalisiert (GERECKE et al., 1969).

Die kardiovasculären Veränderungen nach d-Tubocurarin (0,2 mg/kg, partieller neuromuskulärer Block und 0,4 mg/kg, totaler neuromuskulärer Block) bestehen beim Hunde in einem Abfall des arteriellen Druckes, hervorgerufen durch Verminderung des Herzzeitvolumens und des totalen peripheren Widerstandes. Es kommt ebenfalls zu einer Bradykardie (HUGHES, 1970; SMITH et al., 1970). Diese hämodynamischen Effekte werden als Folge eines Blockes sympathischer Ganglien und einer Histaminfreisetzung erklärt. Auch McCULLOUGH et al. (1970) vermutet, daß beides, teilweiser Block sympathischer Ganglien und Histaminfreisetzung, für den Blutdruckabfall nach d-Tubocurarin verantwortlich seien, daß aber, vor allem nach größeren Dosen, der Histaminfreisetzung die Hauptbedeutung zukomme. An Hunden vermindert d-Tubocurarin und Histamin die Compliance der Lunge, was evtl. als Ausdruck einer Bronchokonstriktion erklärt werden könnte. Dieser Effekt war durch ein Antihistaminicum (Benadryl) weitgehend antagonisierbar (SAFAR und BACHMANN, 1956). An isolierten Kaninchenherzen haben sich chinidinähnliche antiarrhythmische sowie negativ inotrope Wirkungen zeigen lassen (DOWDY et al., 1965), wobei die letztere wahrscheinlich durch das Konservierungsmittel (Benzylalkohol oder 4-chloro-3-methylkresol) in den Handelspräparaten von d-Tubocurarin hervorgerufen wird (CARRIER und MURPHY, 1970; DOWDY et al., 1971).

Die Bedeutung dieser Nebenwirkungen im Rahmen der klinischen Verwendung von d-Tubocurarin ist nun allerdings nicht völlig geklärt. WHITTACRE und FISHER (1945) beschrieben eine Reihe von klinischen Fällen mit Beatmungsschwierigkeiten, die später von COMROE und DRIPPS (1946) als Ausdruck eines Bronchospasmus interpretiert worden sind. Unseres Erachtens erscheint es aufgrund der Beschreibung von WHITTACRE und FISHER (1945) aber unwahrscheinlich, daß tatsächlich ein Bronchospasmus vorgelegen hat. Diese Beatmungsschwierigkeiten scheinen eher wegen starker Salivation und zu oberflächlicher Narkose mit ungenügender Relaxation aufgetreten zu sein. LANDMESSER et al., (1952) konnten an chirurgischen Patienten nur in 1 von 9 Fällen eine Bronchokonstriktion nach d-Tubocurarin in relaxierenden Dosen nachweisen. Das Ausmaß von Blutdruckabfällen wird von COMROE und DRIPPS (1947) als gering betrachtet, mit Ausnahme von Fällen in sehr tiefer Narkose. Mit der Einführung von Halothan in die Klinik wurde dann wieder vermehrt auf die Gefahr starker Blutdruckabfälle nach d-Tubocurarin aufmerksam gemacht (BURN et al., 1957; JOHNSTONE, 1956; BRYCE-SMITH und O'BRIEN, 1956). Doch auch ohne Halothan wurden beträchtliche Blutdruckabfälle festgestellt (THOMAS, 1957). Es bestand eine signifikante Korrelation zwischen der Dosis und der Größe des Blutdruckabfalls, wobei die Schwankungen der individuellen Reaktionen allerdings sehr groß waren. In einer sehr gut kontrollierten Studie untersuchten SMITH und WHITCHER (1967) die dem Blutdruckabfall nach d-Tubocurarin zugrunde liegenden hämodynamischen Ursachen an chirurgischen Patienten. Diese befanden sich in einer stabilen N_2O/O_2/Halothan-Narkose, wurden bereits vor der Gabe des Relaxans normoventiliert, und die ganze Untersuchung wurde vor Operationsbeginn durchgeführt. Nach Injektion einer relaxierenden Dosis von 0,3 mg/kg d-Tubocurarin kam es bei unverändertem Herzzeitvolumen zu einer leichten Abnahme des arteriellen Druckes, bedingt durch eine Abnahme des totalen peripheren Widerstandes. Die Herzfrequenz blieb unverändert. LONGNECKER et al. (1970) fanden an Patienten am kardiopulmonalen Bypass nach 0,4 mg/kg d-Tubocurarin eine Abnahme des arteriellen Mitteldruckes auf 69% des Ausgangswertes und eine ebenso große Abnahme des totalen berechneten Widerstandes. Es kam dabei zu keiner Verminderung der Kontraktionskraft des rechten Ventrikels.

1.5. Gallamin (Abb. 1)

Flaxedil, Tri-(β-diethylaminoethoxy) benzoltriethiodid (Specia).
Auf der Suche nach synthetischen Präparaten mit curariformen Eigenschaften sind von BOVET et al. (1947) eine Reihe von phenolischen Ätherverbindungen mit quaternären N-Gruppen hergestellt worden. Eine dieser Verbindungen, das Tri-(β-diethylaminoethoxy)benzol triethiodid zeigte neben einer curareartigen Wirkung noch einen ausgesprochenen vagolytischen Effekt. Im Gegensatz zu d-Tubocurarin kam es selbst bei der Injektion hoher Dosen zu keinem Blutdruckabfall, was als Vorteil gegenüber den natürlichen Curarepräparaten betrachtet wurde (BOVET et al., 1947). Folgende ausgedehnte pharmakologische Untersuchungen bestätigten die starke kardial-vagolytische Wirkungskomponente von Gallamin (RATHBUN und HAMILTON, 1970), sowie das weitgehende Fehlen einer ganglioplegischen Wirkung (RIKER und WESCOE, 1951). Neuere Untersuchungen an Katzen und an isolierten Herzpräparaten ergaben neben der Vagolyse noch eine indirekte sympathikomimetische Wirkung (MORGENSTERN und SPLITH, 1965). Diese indirekte sympathikomimetische Wirkung kommt durch Freisetzung von Katecholaminen zustande und ist durch Blockade der adrenergischen Betareceptoren oder durch Vorbehandlung der Versuchstiere mit Reserpin hemmbar (BROWN und CROUT, 1970). Am Hunde kommt es nach Gallamin zu einer Zunahme des Herzzeitvolumens, sowie zu einer Abnahme des totalen peripheren Widerstandes. Es resultierte daraus gelegentlich eine leichte Abnahme des arteriellen Blutdruckes, wobei sich die Herzfrequenz nicht wesentlich veränderte (HUGHES, 1970).
Bei der klinischen Verwendung von Gallamin wurde regelmäßig eine Tachykardie beobachtet und der arterielle Druck als unverändert oder leicht erhöht beschrieben (MARBURY et al., 1951; DOUGHTY und WYLIE 1951; FOLDES et al., 1954). In einer Studie unter gut standardisierten Bedingungen fanden SMITH und WHITCHER (1967) an Patienten in $N_2O/O_2/$ Halothan-Narkose nach 1,5 mg Gallamin/kg einen maximalen mittleren Frequenzanstieg von etwa 40 %, eine maximale Zunahme des Herzzeitvo-

lumens um etwa 50 % und eine Abnahme des totalen peripheren Widerstandes um etwa 25 %. Es wird dabei diskutiert, ob die Abnahme des peripheren Widerstandes als Ausdruck einer ganglienblockierenden Wirkung von Gallamin oder als Gegenregulation auf die Zunahme des Herzzeitvolumens zu betrachten sei. KENNEDY und FARMANN (1968) kamen nach 0,5 und 1,0 mg Gallamin/kg in N_2O/O_2/Trichlorethylen-Narkose zu sehr ähnlichen Resultaten. Diese Autoren sind aber der Ansicht, daß die Abnahme des totalen peripheren Widerstandes ausschließlich passiv als Folge der Herzzeitvolumen bedingten Druckzunahme zustande komme. Die Kreislaufveränderungen nach Gallamin sind dabei sehr ähnlich wie diejenigen nach 0,6 mg Atropin.

Der Blutdruckanstieg nach Gallamin ist somit ausschließlich als Folge einer Zunahme des Herzzeitvolumens zu betrachten. Es ist anzunehmen, daß bei Patienten mit verminderten kardialen Leistungsreserven oder bei Hypovolämie geringere Blutdruckanstiege oder sogar Blutdruckabfälle auftreten könnten. Unseres Wissens sind keine Untersuchungen über Kreislaufwirkungen von Gallamin bei solchen Patienten durchgeführt worden. Dafür ist aber verschiedentlich auf mögliche, u. U. ungünstige Wirkungen der Tachykardie aufmerksam gemacht worden (DOUGHTY und WYLIE, 1951; PATON, 1959; MORGENSTERN und SPLITH, 1965; SMITH und WHITCHER, 1967). Relativ häufig sind in Cyclopropannarkose auch ventrikuläre Arrhythmien nach Gallamin beobachtet worden (WALTS und McFARLAND, 1965).

1.6. Alcuronium (Abb.1)

Alloferin, N,N'-Diallyl-bis-nor-toxiferin-dichlorid (Roche).

In den Forschungslaboratorien der Firma Hoffmann-La-Roche sind eine Reihe von Derivaten von C-Toxiferin hergestellt worden, mit dem Ziel, bei gleich günstigen Eigenschaften und wenig Nebenwirkungen wie C-Toxiferin ein kürzer wirkendes und damit besser steuerbares Präparat zu finden. Alcuronium ist dabei als die geeignetste Verbindung ausgewählt worden (BÄCHTOLD et al., 1964). Am Tierversuch zeichnete sich Alcuronium durch bedeutend geringere Nebenwirkungen als d-Tubocurarin aus. So ist das Verhältnis der minimalen ganglienblockierenden Dosis zur minimalen endplattenparalytischen Dosis mehrfach größer als bei d-Tubocurarin (WASER und HARBECK, 1962; BÄCHTOLD et al., 1964), und an der Katze ließ sich auch bei mehr als 10mal neuromuskulärblockierenden Dosen keine Reaktion an Blutdruck und Herzfrequenz feststellen (BÄCHTOLD et al., 1964). Der Bluthistamingehalt war nach Alcuronium nicht verändert. (WASER und HARBECK, 1962). Anhaltspunkte für Wirkungen von Alcuronium auf ganglionäre Übertragung, auf parasympathisch innervierte Endorgane und für eine Histaminfreisetzung sind somit nicht gefunden worden.

An isolierten Herzpräparaten des Meerschweinchens war eine negativ chronotrope und eine positiv inotrope Wirkung von Alcuronium feststellbar, allerdings erst in Konzentrationen, die um ein Mehrfaches über den neuromuskulär blockierenden liegen (DROH und HORST, 1965).

Viele klinische Berichte über die Verwendung von Alcuronium scheinen diesen experimentellen Befunden zu entsprechen und betonen das Fehlen von Kreislaufreaktion nach Alcuronium (HÜGIN und KISSLING, 1961; WASER und HARBECK, 1962; TSCHIRREN et al., 1963; FOLDES et al., 1963; GRIMMEISEN, 1964; DROST et al., 1966; OPDERBECKE, 1966). Bronchospasmus ist nie beobachtet worden. Im Gegensatz dazu findet HUNTER (1964) nach äquirelaxierenden Dosen von Alcuronium und von d-Tubocurarin gleich große Blutdruckabfälle. Bei Verwendung von Alcuronium in N_2O/O_2-Halothan-Narkose war der Blutdruckabfall etwa doppelt so groß wie bei Verwendung in N_2O/O_2-Narkose ohne Halothanzugabe. Diese gleichgroße blutdrucksenkende Wirkung von Alcuronium und von d-Tubocurarin wurde von BARAKA (1967) bestätigt. BUSH (1964) berichtete über Zunahmen der Herzfrequenz nach Alcuronium an Kindern. Bei einer kritischen Würdigung der Untersuchungsmethodik der eben zitierten Arbeiten muß man zum Schluß kommen, daß kaum Wert darauf gelegt wurde, die reine Kreislaufwirkung von Alcuronium zu erfassen, sondern daß Wirkungen der künstlichen Beatmung, des Reizes der Operation und einer wechselnden Narkosetiefe die Resultate mitbeeinflußt haben.

Unseres Wissens untersuchten erstmals TAMMISTO und WELLING (1969) die Kreislaufeffekte von Alcuronium im Vergleich mit d-Tubocurarin ohne Interferenz durch den Stress der Operation in oberflächlicher Narkose an Patienten, die bereits vor der Injektion des Relaxans beatmet wurden. An der Methodik dieser Arbeit scheint nur störend, daß das Relaxans in eine periphere Vene injiziert wurde, und daß einige Patienten in der verwendeten oberflächlichen Narkose nach dem durch d-Tubocurarin ausgelösten Schmerz eine Abwehrreaktion zeigten. Diese Fälle hätten bei der Auswertung nicht verwendet werden sollen. Nach dieser Untersuchung verursachen d-Tubocurarin und Alcuronium in äquirelaxierenden Dosen gleichgroße Blutdruckabfälle. Die Abnahme des arteriellen Druckes war ausgeprägter in Halothannarkose als in N_2O/O_2-Narkose. Nach Alcuronium kommt es zu einer leichten Zunahme der Herzfrequenz. Eine Frequenzzunahme wird von KENNEDY und KELMAN (1970) als die Hauptwirkung von Alcuronium betrachtet. Ein kurzzeitiger Abfall des totalen peripheren Widerstandes geht einher mit einer Zunahme des Herzzeitvolumens, sodaß es zu keiner Veränderung des arteriellen Druckes nach Alcuronium (0.15mg/kg in N_2O/O_2/Methoxyfluran oder N_2O/O_2/Phenoperidin-Narkose) kommt.

1.7. Pancuronium (Abb. 1)

Pavulon, $2\beta,16\beta$-Dipiperidino-5α-androstan-3α,17β-diol-diacetatdimethobromid (Organon).

Im Verlauf der Synthese einer Serie biquaternärer Aminosteroide mit unterschiedlicher Veresterung erwies sich das 2β, 16β- Dipiperidino 3α, 17β-diacetoxy-5α-androstan-dimethobromid (NA 97) als besonders stark neuromuskulär blockierende Substanz, wobei unerwünschte Nebenwirkungen wie Hypotension fehlten (BUCKETT et al., 1967). Dieses Präparat zeigte am Meerschweinchen keine histaminfreisetzende Wirkung und antagonisierte teilweise den Halothan-induzierten Blutdruckabfall bei der Katze (BUCKETT und BONTA, 1966). Die ganglienblockierende Wirkung war mehrfach schwächer als diejenige von d-Tubocurarin, was sich indirekt auch am unveränderten Blutdruck manifestierte (BUCKETT et al., 1968). Während sich am Meerschweinchendarm keine atropinartige Wirkung von Pancuronium nachweisen ließ (BUCKETT et al., 1968), zeigte dieses Präparat eine selektive vagolytische Wirkung am Herzen (BONTA et al., 1968; SAXENA und BONTA, 1970 und 1971).

An Hunden in hyperbarer N_2O/O_2-Narkose kommt es nach Pancuronium (0,088 mg und 0,176 mg/kg) zu einem leichten Anstieg des arteriellen Druckes, zu einer Zunahme des Herzzeitvolumens und zu einer geringen Zunahme der Herzfrequenz (SMITH et al., 1970).

Trotzdem Pancuronium noch nicht sehr lange in die Klinik eingeführt ist, findet sich schon eine beachtliche Zahl von Berichten über klinische Erfahrungen. Die erste Mitteilung über die Konstanz von Blutdruck und Puls am Menschen (BAIRD und REID, 1967) ist in der Folge wiederholt bestätigt worden (McDOWELL und CLARKE, 1969; SZAPPANYOS et al., 1969; SELLIK, 1970; CRUL, 1970; DICK und DROH, 1970; DICK et al., 1970; BRUNNER, 1970; MEYER-BURGDORF und GERBIG, 1970). In einer gut standardisierten Untersuchung, welche vor Operationsbeginn durchgeführt wurde, fanden KELMAN und KENNEDY (1971) an Patienten in N_2O/O_2/Phenoperidin-Narkose nach 0,07 mg Pancuronium/kg eine leichte Zunahme des Herzzeitvolumens ($+8,6\%$), eine Zunahme der Herzfrequenz ($+25\%$) bei kaum verändertem peripherem Widerstand. Sie schließen daraus, daß Pancuronium wohl eine leichte atropinähnliche, aber keine ganglienblockierende Wirkung besitze. SCHUBERT und SCHAER (1970) fanden in ca. $^1/_3$ der Fälle eine kurzdauernde Episode einer kardialen Av-Dissoziation nach relaxierenden Dosen von Pancuronium.

1.8. Zusammenfassung

Es hat sich gezeigt, daß die klinischen Beobachtungen oft nicht mit den aufgrund von tierexperimentellen Befunden erwarteten Reaktionen übereinstimmen. Speziesunterschiede, sowie auch die bei Tier und Mensch oft unterschiedlichen Narkoseverfahren, könnten dafür verantwortlich sein. Bei einer großen Zahl von klinischen Arbeiten sind die Untersuchungsbedingungen auch nicht so weit standardisiert worden, wie dies zur Beurteilung der Wirkung des Relaxans wünschenswert gewesen wäre, und die Wirkungen des untersuchten Präparates vermischen sich mit denjenigen der Anaesthetica, der künstlichen Beatmung und des Operationsstress. Bei der folgenden kurzen zusammenfassenden Charakterisierung der Kreislaufwirkungen der curareartigen Präparate im Rahmen der klinischen Verwendung stützen wir uns deshalb ausschließlich auf die leider nicht sehr zahlreichen und bereits zitierten Arbeiten, bei denen mit großer Wahrscheinlichkeit angenommen wird, daß die Kreislaufveränderungen ausschließlich als Folge der Injektion des Relaxans zu betrachten sind.

d-Tubocurarin: Nach relaxierenden Dosen von 0,3 mg d-Tubocurarin/kg kommt es bei unverändertem Herzzeitvolumen zu einem mittleren maximalen Abfall des Blutdruckes von etwa 10%, was somit als Ausdruck einer Abnahme des totalen peripheren Widerstandes zu betrachten ist. In diesem Dosierungsbereich scheint eine leichte ganglienblockierende Wirkung als einzige Nebenwirkung bedeutsam zu sein. Nach *größeren* Dosen (0,6 mg/kg) sind Blutdruckabnahmen ausgeprägter, und vor allem bei einem nur wenige Minuten dauernden und ca. 1 min nach Injektion auftretenden Druckabfall scheint eine Histaminfreisetzung eine Rolle zu spielen. Eine klinisch bedeutsame Bronchokonstriktion scheint kaum vorzukommen, dafür sind aber Hauterytheme relativ häufig.

Gallamin: Das klinische Bild nach Gallamin wird bestimmt von der starken kardial vagolytischen und sympathikomimetischen Wirkung. Es kommt bereits bei relaxierenden Dosen zu einer Tachykardie (+ 40%), Zunahme des Herzzeitvolumens (+ 50%) und Zunahme des arteriellen Druckes. Der periphere Widerstand ist etwas vermindert. Arrhythmien können vorkommen. Keine Histaminfreisetzung.

Alcuronium: Nach relaxierenden Dosen von Alcuronium (0,15 mg/kg) kommt es zu einer leichten Zunahme der Herzfrequenz und einer leichten Abnahme des totalen peripheren Widerstandes. Diese Befunde weisen auf eine am Menschen manifeste kardial-atropinartige und ganglienblockierende Wirkung. Anzeichen für eine Histaminfreisetzung sind keine vorhanden.

Pancuronium: Als einzige Nebenwirkung hat sich bis jetzt eine leichte kardial-vagolytische Wirkung gezeigt. Es kommt nach relaxierenden Dosen von Pancuronium (0,05 mg/kg) zu einem leichten Anstieg der Pulsfrequenz und des Herzzeitvolumens bei kaum verändertem peripheren Widerstand. Der Blutdruck ist meist etwas erhöht oder auch unverändert.

2. Fragestellungen

Neuromuskulärblockierende Präparate sind heute, 30 Jahre nach der erstmaligen Verwendung von d-Tubocurarin in einer Inhalationsnarkose durch GRIFFITH und JOHNSON (1942), aus der Medikamentenpalette des Anaesthesisten nicht mehr wegzudenken. Bei der Wichtigkeit dieser Präparate muß es überraschen, wie lange man sich mit nur spärlichen Informationen über deren Nebenwirkungen am Kreislauf zufrieden gegeben hat (z. B. Blutdruckmessungen nach RIVA-ROCCI). Dabei hatten WIEMERS und EICH (1953) schon vor bald 20 Jahren im Rahmen einer Abhandlung über „Blutdrucksenkung nach Curareanwendung" in der anaesthesiologischen Literatur darauf hingewiesen, wie unvollkommen der arterielle Druck den wahren Zustand des Kreislaufes widerspiegelt, und Methoden zur Erfassung der relevanten Kreislaufparameter, wie Herzzeitvolumen und totaler peripherer Widerstand, hatten schon 1950 in die Klinik Eingang gefunden (WOOD, 1962; HEGGLIN und RUTISHAUSER et al., 1962). Aber erst 1967 untersuchten SMITH und WHITCHER (1967) mit der Farbstoffverdünnungsmethode die Kreislaufeffekte von d-Tubocurarin und von Gallamin an narkotisierten Patienten unter standardisierten Bedingungen. Auch die beiden zuletzt entwickelten Relaxantien sind seither mit ähnlicher Methodik untersucht worden.

Es bleiben aber noch viele Fragen offen. So sind die Kreislaufreaktionen nach großen Dosen von d-Tubocurarin, die zu einer Histaminfreisetzung führen, am Menschen ungenügend untersucht. Auch das seit über 15 Jahren diskutierte Problem einer verstärkten hypotensiven Wirkung von d-Tubocurarin bei Verwendung von Halothan hat noch keine Erklärung gefunden. Die ersten Berichte über bedrohliche Blutdruckabfälle nach d-Tubocurarin in Halothannarkosen (JOHNSTONE, 1956; BRYCE-SMITH und O'BRIEN, 1956; BURN et al., 1956) sind zwar teilweise widerrufen (JOHNSTONE, 1961) oder von anderen unter kontrollierten Bedingungen nicht bestätigt worden (SUMMERS et al., 1962). Dafür ist eine Potenzierung der blutdrucksenkenden Wirkung von Alcuronium durch Halothan beschrieben worden (HUNTER, 1964; TAMMISTO und WELLING, 1969). Nachdem die von den ersten Untersuchern gefundene Konstanz der Kreislaufgrößen nach Alcuronium in der Folge nicht bestätigt werden konnte, hat mit Pancuronium ein neues vielversprechendes Präparat in die Klinik Eingang gefunden. Unseres Erachtens fehlen noch Unterlagen zu einer schlüssigen vergleichenden Beurteilung dieser beiden neuesten Relaxantien.

Wir haben uns deshalb zum Ziel gesetzt, die Kreislaufwirkungen von d-Tubocurarin, Alcuronium und Pancuronium zu untersuchen. Alle Präparate sollten auf zwei Dosierungsstufen untersucht werden: in der normalerweise zur Relaxation verwendeten Dosis (R-Dosis) und dem Doppelten dieser Dosis (2R-Dosis). Dies sollte die Erstellung einer Dosis-Wirkungsbeziehung ermöglichen und überdies gestatten, die Reaktionen bei einer möglichen Überdosierung zu erfassen. Zur Klärung des potenzierenden Effektes von Halothan wurden alle Untersuchungen in N_2O/O_2 und in Halothan/N_2O/O_2-Narkose durchgeführt. Gallamin wurde nur kursorisch untersucht, da die Verwendung dieses Präparates wegen der ausgeprägten kardial-vagolytischen und sympathikomimetischen Effekte ohnehin gewissen Einschränkungen unterworfen ist.

Es ist versucht worden, alle relaxansfremden, den Kreislauf beeinflussenden Faktoren auszuschalten. So wurden alle Patienten bereits vor der Prüfung der Relaxanseffekte 20 min lang mit dem entsprechenden Gasgemisch beatmet, die Relaxantien durch einen zentralen Venenkatheter injiziert, und natürlich die ganze Untersuchung vor Operationsbeginn durchgeführt. Die verschiedenen Parameter (Frequenz, arterieller Druck, Herzzeitvolumen, totaler peripherer Widerstand) wurden mittels faktorieller Vergleiche ausgewertet, was gestatten sollte, die Einflüsse des Narkoseverfahrens, der Relaxantien, der Dosierung und möglicher Interaktionen getrennt zu erfassen.

3. Methodik der eigenen Untersuchungen

Die Untersuchungen sind an kreislaufgesunden Patienten, die zur Vornahme von chirurgischen Eingriffen narkotisiert und intubiert werden mußten, durchgeführt worden. Als Prämedikation erhielten die Patienten $1/_2$ mg Atropin und 50 mg Pethidin jeweils 30–45 min vor Narkosebeginn. Die Narkoseeinleitung erfolgte mit einer Einschlafdosis von Thiopental, anschließend Intubation nach Anaesthesierung der Trachea und des Larynx mit Lidocainspray unter Succinylcholin und Weiterführung der Narkose mit N_2O/O_2 und Halothan. Punktion der V. cubitalis zur Einführung eines zentralen Venenkatheters und der A. radialis mit einer kurzen Kunststoffkanüle. Nach Rückkehr der Spontanatmung wurden die Patienten mit dem Engströmrespirator entsprechend dem Nomogramm von ENGSTRÖM und HERZOG (1959) ohne Rückatmung ventiliert und zwar eine Gruppe von Patienten mit N_2O/O_2 im Verhältnis 4:1 (im folgenden als Lachgasnarkose bezeichnet), und eine andere Gruppe mit N_2O/O_2 im Verhältnis 1:1 und Halothan 0,5 % (als Halothannarkose bezeichnet).

Arterieller und zentralvenöser Druck wurden mit Stathamelementen Pb 23 gemessen und zusammen mit EKG, Ohrpuls (von Oxymeter) und Herzfrequenz (aus EKG fortlaufend integriert) auf einem Offner-Dynographen registriert. Zur Bestimmung des Herzzeitvolumens diente die Indikatorverdünnungsmethode nach Stewart-Hamilton, wobei die durch ROTHLIN (1971) an unserer Klinik eingeführte Technik verwendet wurde. Genau 1 ml der Farbstofflösung (Indocyanin-grün) wurde mittels Präzisionsspritze zu 3 ml Blut des Patienten in eine Spritze gegeben und durchmischt. Die 4 ml Blut-Farbstoff-Mischung wurde über einen Dreiweghahn durch den zentralen Venenkatheter injiziert und unmittelbar danach mit 5 ml Kochsalzlösung nachgespült. Der Blutabzug erfolgte aus der Kanüle in der A. radialis mit einer Harvard-Präzisionspumpe, wobei die Aspirationgeschwindigkeit 15,4 ml/min betrug. Das abgezogene Blut wurde nicht reinfundiert. Die Farbstoffkonzentrationen wurden mit einem Waters-Densitometer (D 400) mit Durchflußcuvette XC 302 gemessen und die Konzentrationszeitkurve mit einem Varian-Schreiber registriert. Zur groben Abschätzung der absoluten Werte des Herzzeitvolumens wurden die an Patienten ermittelten Konzentrationszeitkurven mit Standard-Nebenschlüssen nach SPARLING et al., (1960) verglichen. Alle in dieser Arbeit angegebenen Daten sind aber relative Maße, bezogen auf die Kontrollmessung vor Injektion des Relaxans. Die Farbstoffkonzentrationszeitkurven wurden nach der vereinfachten Methode von SLAMA-PIIPER (1964), (ROTHLIN, 1971) planimetriert. Aus der Farbstoffkurve wurde ebenfalls die Konzentrationszeit (KZ), d. h. das Intervall vom Zeitpunkt der Farbstoffinjektion bis zum Maximum der Farbstoffkonzentration an der A. radialis abgelesen.

Die Kreislaufzeit, sowie auch Teilstreckenzeiten (z. B. Arm-Ohr-Zeit), sind umgekehrt proportional zum Herzzeitvolumen (HEGGLIN und RUTISHAUSER, 1961). Für Konzentrationszeiten als Teilstreckenzeiten gilt somit bei gepaarten Messungen am gleichen Patienten mit gleichem Blutvolumen und genau gleich liegenden Kathetern

$$\frac{HZV_1}{HZV_2} = \frac{KZ_2}{KZ_1} \tag{1}$$

und daraus

$$\frac{HZV_1 \times KZ_1}{HZV_2 \times KZ_2} = 1. \tag{2}$$

Die Berechnung des Quotienten (2) gestattet bei gepaarten Messungen eine gewisse Kontrolle von HZV-Bestimmungen auf eventuelle grobmethodische Fehler, die sich auch bei sorgfältiger Technik nicht immer vermeiden lassen. So können vor allem Unstimmigkeiten in Zusammenhang mit Abmessung und Injektion des Indikators erkannt werden. Es wurden deshalb bei der Auswertung nur Untersuchungen berücksichtigt, bei welchen besagter Quotient zwischen 0,9 und 1,1 lag. Bei Anwendung dieses Kriteriums konnten etwa 10% der Untersuchungen nicht verwertet werden.

Die Blutgase wurden mit dem AVL-Gas-Check (HALDEMANN und SCHAER, 1971) gemessen. Bei allen nach dem Nomogramm von ENGSTRÖM und HERZOG (1959) ventilierten Patienten betrug das arterielle pCO_2 zwischen 32 und 38 mmHg. Die arterielle O_2-Sättigung, bestimmt mit dem American Optical Oxymeter, lag immer über 92%. Nachdem die Patienten mit dem entsprechenden Gasgemisch 20 min lang beatmet worden waren, wurden die Kreislaufparameter und Blutgase bestimmt und anschließend das Relaxans über 10 sec in den zentralen Venenkatheter injiziert. Während der beginnenden Relaxanswirkung wurde das EKG mit 25 mm/sec geschrieben, um eventuelle Rhythmusveränderungen sicher zu erkennen. Herzzeitvolumenbestimmungen wurden in allen Fällen zwischen der 4. und 5. Minute nach der Relaxansinjektion vorgenommen. In der Serie mit d-Tubocurarin wurde eine weitere HZV-Messung ca. 90 sec nach der Injektion durchgeführt, und in Fällen, wo es zu einer Av-Dissoziation kam, eine Messung nach Wiederauftreten von Sinusrhythmus. In den kursorischen Versuchen mit Gallamin wurde auf Bestimmung des HZV verzichtet.

Die am Menschen etwa äquipotenten Dosierungen dieser Relaxantien sind in Tabelle 2 zusammengestellt.

Tabelle 2. Äquipotente Dosen von Relaxantien am Menschen

Relaxans	total relaxierende Dosis/R-Dosis	2R-Dosis	Literatur
d-Tubocurarin	0.3 mg/kg	0.6 mg/kg	FOLDES, 1957
Gallamin	1.5 mg/kg	—	MUSHIN et al. 1949 FOLDES, 1957
Alcuromium	0.15 mg/kg	0.3 mg/kg	BARAKA, 1967 LUND und STOVNER, 1970
Pancuronium	0.05 mg/kg	0.1 mg/kg	NORMAN et al. 1970 SELLIK, 1970 LUND und STOVNER, 1970

Die folgenden Präparate sind verwendet worden: d-Tubocurarin, Tubarine miscible[1] (Burroughs Wellcome); Gallamin, Flaxedil (Spezia); Alcuronium, Alloferin (Hoffmann-la-Roche); Pancuronium, Pavulon[1] (Organon).

Es war geplant, für jede experimentelle Bedingung 5 Untersuchungen durchzuführen. Bei 3 Relaxantien (d-Tubocurarin, Alcuronium, Pancuronium), 2 Dosierungen (R- und 2R-Dosis) und 2 Narkoseverfahren (Lachgas- und Halothannarkose) ergab dies 60 Untersuchungen, die zur statistischen Auswertung verwendet wurden. Die Gesamtzahl der untersuchten Patienten war allerdings größer wegen Versuchen, die aufgrund der oben erwähnten Prüfung der HZV-Bestimmung eliminiert werden mußten, wegen den in der Statistik nicht verwendeten Untersuchungen mit Gallamin und wegen einigen Untersuchungen, die ohne HZV-Bestimmungen durchgeführt wurden.

Das Vorhandensein der Wirkungen von Relaxans, Dosis und Anästhesieverfahren und der zugehörigen Wechselwirkungen wurde durch faktorielle Vergleiche studiert.

Typische, vollständig errechnete Beispiele solcher Analysen sind in den Tabellen 4, 5 u. 6 dargestellt. Auf das Verfahren kann hier nicht weiter eingegangen werden, sondern es muß dafür auf entsprechende Fachliteratur verwiesen werden (SNEDECOR, 1956). Zur Prüfung der Häufigkeit von Av-Dissoziationen nach Alcuronium und Pancuronium wurde ein χ^2-Test durchgeführt (SNEDECOR, 1956). Die Resultate wurden als Mittelwert $\pm$ Standardabweichung des Mittelwertes (SEM) angegeben, mit Ausnahme der Daten in den repräsentativen Beispielen, wo zur Illustration der Streuung der einzelnen Meßwerte $\pm$ Standardabweichungen (SD) angegeben wurden. Die Berechnungen wurden auf einer programmierbaren elektronischen Rechenmaschine (Olivetti Programma 101) durchgeführt.

---

[1] Tubarine miscible wurde uns freundlicherweise von Pharmacolor A. G. (Basel), Pavulon von Opopharma A. G. (Zürich) zur Verfügung gestellt.

4. Resultate[2]

4.1. Die Kreislaufwirkungen der einzelnen Relaxantien

Nach allen vier untersuchten Relaxantien kam es zu einem Abfall des zentralvenösen Druckes um ca. 2 cm H_2O. Da diese Druckabnahme uniform in allen Fällen, außer während den gelegentlich beobachteten Episoden von Av-Dissoziation, aufgetreten ist, wird dieser Befund bei der Besprechung der Resultate der einzelnen Relaxantien nicht mehr erwähnt.

4.1.1. d-Tubocurarin. Es zeigte sich, daß zwischen den Wirkungen einer kleinen (0,3 mg/kg, R-Dosis) und einer großen (0,6 mg/kg, 2R-Dosis) Gabe von d-Tubocurarin nicht nur ein quantitativer, sondern auch ein qualitativer Unterschied besteht. Während es nach einer R-Dosis in der Regel nur zu unbedeutenden hämodynamischen Veränderungen kam, so kam es nach der 2R-Dosis in allen Fällen zu ausgeprägten Kreislaufveränderungen. (Abb. 2 und 3). Die Wirkungen dieser zwei Dosierungen von d-Tubocurarin werden deshalb getrennt besprochen.

Die Kreislaufeffekte einer R-Dosis von d-Tubocurarin waren bei beiden Narkoseverfahren gering. Der arterielle Mitteldruck fiel in Lachgas- und in Halothannarkose innert 90 sec um 8 $\pm$ 1,5 % und die maximale Zunahme der Herzfrequenz betrug 8 $\pm$ 3 %. Bei nicht verändertem Herzzeitvolumen ließen sich die Druckabfälle durch eine ebenso große Abnahme des TPW erklären. Nach 5 min sind alle Kreislaufparameter weitgehend normalisiert.

Nach einer 2R-Dosis (0,6 mg/kg) d-Tubocurarin (Abb. 3) begann der arterielle Druck 30 sec nach der Injektion stark abzufallen. Nach etwa 90 sec war das Maximum des Druckabfalles erreicht, wobei die Abnahme des arteriellen Mitteldruckes zu diesem Zeitpunkt in Lachgasnarkose 23 $\pm$ 4%, in Halothannarkose 34 $\pm$ 5% betrug. Das HZV war zum Zeitpunkt des maximalen Druckabfalles, 90 sec nach der Injektion, in Lachgasnarkose um 25 $\pm$ 6%, in Halothannarkose um 13 $\pm$ 6% angestiegen, während die Abnahme des TPW bei beiden Narkoseverfahren etwa gleichviel ausmachte (Lachgasnarkose: 35 $\pm$ 5%, Halothannarkose: 31 $\pm$ 6%). Die signifikant größere Druckabnahme ($p < 0,05$) in Halothannarkose im Vergleich mit Lachgasnarkose ist somit auf eine geringere Zunahme des

---

[2] im folgenden regelmäßig verwendete Abkürzungen: Herzzeitvolumen (HZV), totaler peripherer Widerstand (TPW).

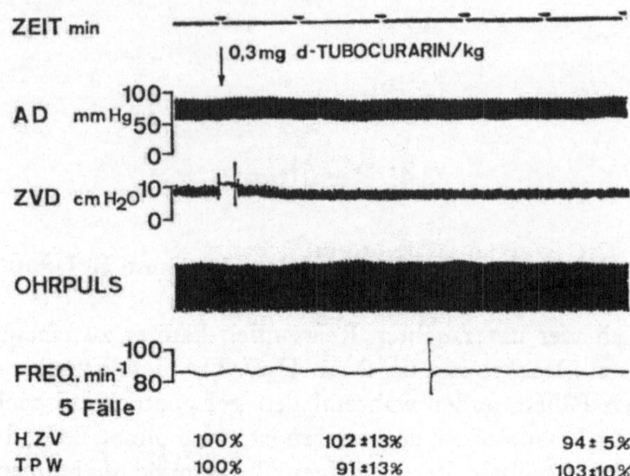

Abb. 2. Kreislaufwirkungen von 0,3 mg d-Tubocurarin/kg in Lachgasnarkose.
Oben : Repräsentatives Beispiel für das Verhalten des arteriellen Druckes (AD),
des zentralen Venendruckes (ZVD), des Ohrpulses, und der Herzfrequenz
(FREQ).
Unten : Mittelwerte ± SD von Herzzeitvolumen (HZV) und totalem peripheren
Widerstand (TPW) aus 5 Untersuchungen

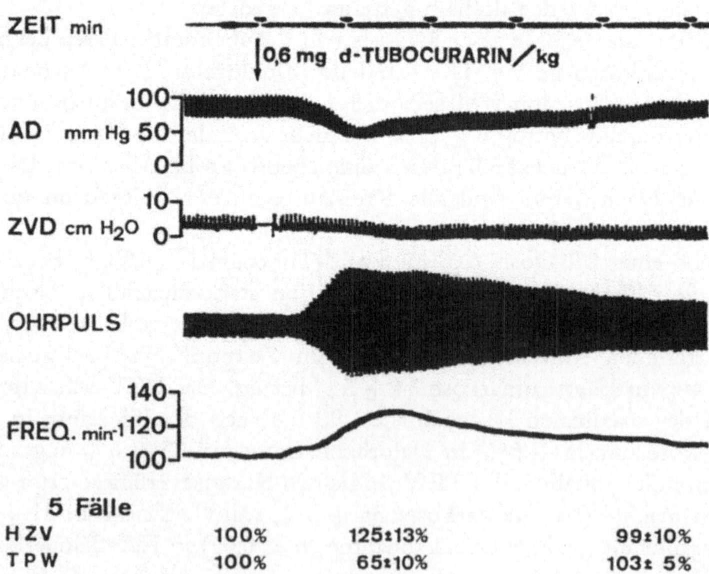

Abb. 3. Kreislaufwirkungen von 0,6 mg d-Tubocurarin/kg in Lachgasnarkose
Legende siehe Abb. 2

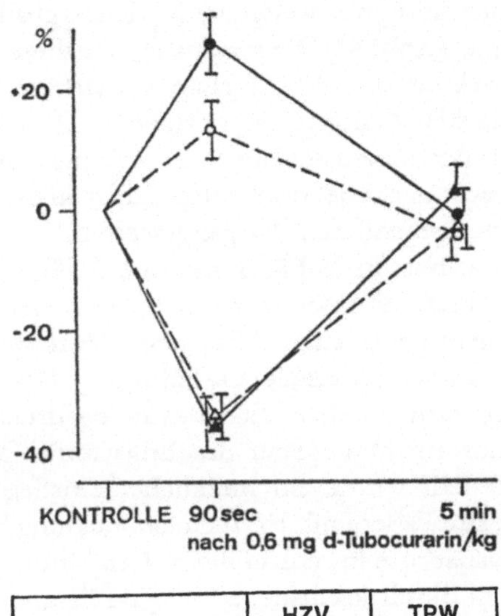

	HZV	TPW
N_2O/O_2	●——●	▲——▲
HALOTHAN/N_2O/O_2	o—–o	△–––△

Abb. 4. Veränderungen von Herzzeitvolumen und totalem peripheren Widerstand nach 0,6 mg d-Tubocurarin/kg in Lachgas- und Halothannarkose

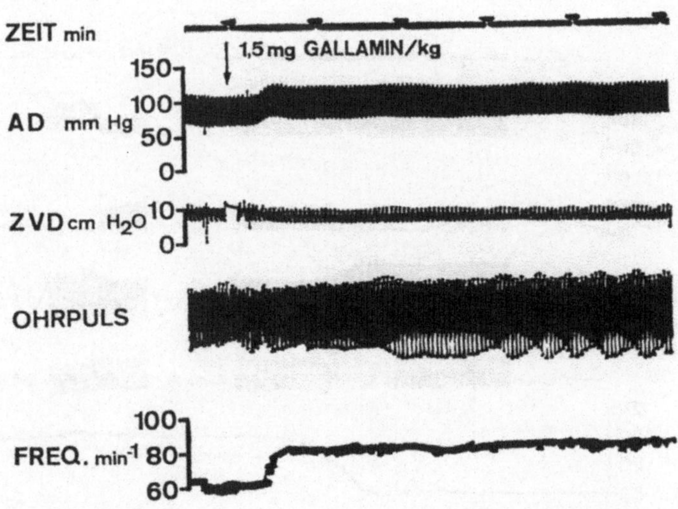

Abb. 5. Kreislaufwirkungen nach 1,5 mg Gallamin/kg in Lachgasnarkose.
Charakteristisches Beispiel mit Sinusrhythmus

HZV in Halothannarkose bei weitgehend gleich großer Abnahme des
TPW zurückzuführen (Abb. 4). Die maximale Zunahme der Herzfrequenz
betrug in Lachgasnarkose 19 $\pm$ 4%, in Halothannarkose 30 $\pm$ 5%. Es kam
ebenfalls zu einer starken Zunahme der peripheren Durchblutung, wie dies
an den stark vergrößerten Ausschlägen der Ohrpulskurve ersichtlich ist
(Abb. 3). 5 min nach der Injektion entsprachen alle hämodynamischen
Parameter wieder weitgehend den Ausgangswerten.

Nach d-Tubocurarin ist in 25 Fällen nie eine Av-Dissoziation beobachtet worden. Nach einer 2R-Dosis kam es in etwa der Hälfte der Fälle
zu einem Hauterythem an Gesicht, Hals und Oberkörper und in einem
Fall zu einer Hypoxämie (arterielle O_2-Sättigung 80%), die sich aber
innert 5 min völlig zurückbildete. Die Beatmungsdrucke sind nicht registriert, sondern nur am Manometer des Engströmrespirators abgelesen
worden. In keinem Fall wurde ein merklicher Anstieg des Beatmungsdruckes festgestellt. Ein Patient mit Erythementwicklung begann nach einer
2R-Dosis in Lachgasnarkose bis zur völligen Relaxation am Tubus zu hu-
sten, es kam zu einem Blutdruckanstieg, Tachykardie und Mydriasis. Wahrscheinlich hat die Sensation des Hauterythems als Reiz gewirkt und in der
oberflächlichen Lachgasnarkose zu dieser Reaktion geführt. Dieser Fall
wurde bei der Auswertung der Resultate nicht berücksichtigt.

4.1.2. Gallamin. Gallamin ist nur orientierungshalber in Lachgasnarkose in der relaxierenden Dosierung von 1,5 mg/kg ohne Herzzeitvolumen-
bestimmung untersucht worden. Im folgenden handelt es sich deshalb eher

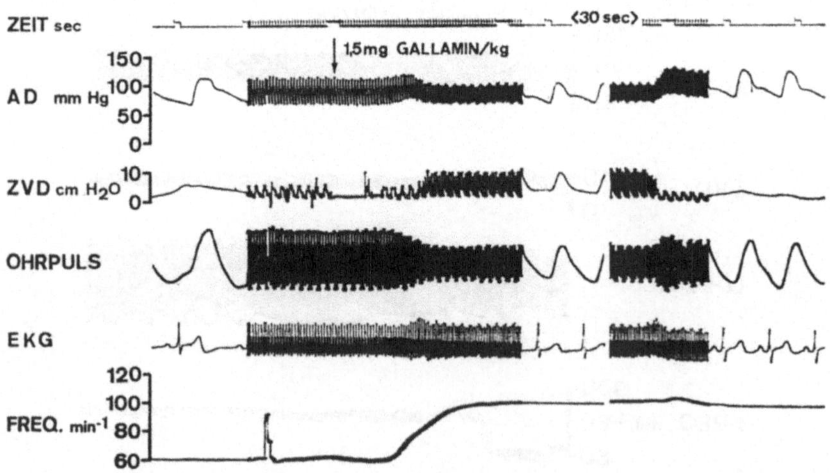

Abb. 6. Kreislaufwirkungen nach 1,5 mg Gallamin/kg in Lachgasnarkose.
Charakteristisches Beispiel mit Av-Dissoziation

um eine qualitative als quantitative Beschreibung der Kreislauf-Effekte nach Gallamin.

In 4 von 8 Fällen kam es nach Gallamin zu einer Episode von Av-Dissoziation, welche minimal 10 sec, maximal 4 min dauerte. Die Zunahme der Herzfrequenz nach Gallamin betrug $42 \pm 9\%$. Es bestand in bezug auf das Verhalten der Herzfrequenz kein Unterschied, ob es zu einer Av-Dissoziation kam oder nicht, hingegen zeigten sich charakteristische Unterschiede im Verhalten des arteriellen Druckes. Bleibt Sinusrhythmus erhalten, so kommt es gleichzeitig mit dem Frequenzanstieg zu einem Anstieg des arteriellen Druckes um etwa 20 mmHg (Abb. 5). Kommt es hingegen zu einer Av-Dissoziation, so bleibt der arterielle Druck trotz Frequenzanstieg weitgehend unverändert und steigt erst an, wenn wieder ein Sinusrhythmus auftritt (Abb. 6).

4.1.3. Alcuronium. Als Beispiel der Kreislaufeffekte von Alcuronium sind dessen charakteristische Wirkungen in einer 2R-Dosierung (0,3 mg/kg) in Lachgasnarkose dargestellt (Abb. 7). Es kam nach Alcuronium zu einer Zunahme der Herzfrequenz um $22 \pm 7\%$, wobei kein signifikanter Unterschied zwischen den beiden Dosierungen und Narkosearten bestand. In einigen Fällen trat während der Frequenzzunahme eine Av-Dissoziation auf mit den dafür typischen a-Wellen im zentralen Venendruck. Die Häufigkeit der Av-Dissoziationen ist in Tabelle 3 dargestellt. Es zeigte sich bei der statistischen Auswertung, daß Av-Dissoziationen in Halothannarkose signifikant häufiger als in Lachgasnarkose auftreten. Bei letzterer ist diese Rhythmusstörung nach Alcuronium sehr selten.

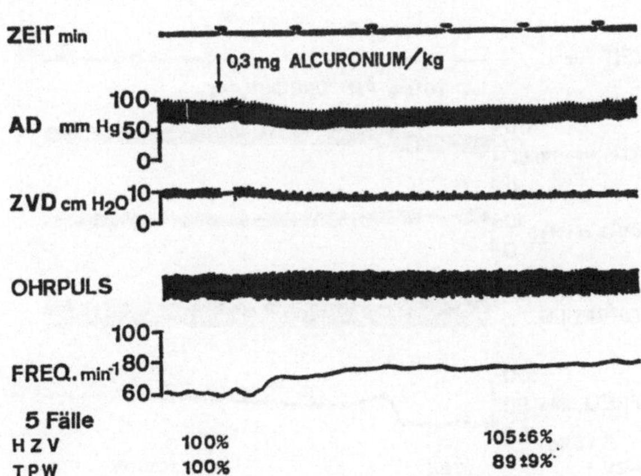

Abb. 7. Kreislaufwirkungen nach 0,3 mg Alcuronium/kg in Lachgasnarkose. Für Legende siehe Abb. 2

Tabelle 3. Av-Dissoziationen nach Alcuronium und Pancuronium in Halothan-
und Lachgasnarkose ($\chi^2 = 6,65$, p $= 0,01$).

Auftreten von Av-Dissoziationen	Halothannarkose	Lachgasnarkose
Ja	12	2
Nein	14	21

Das HZV zeigte keine signifikanten Veränderungen. Hingegen zeigten
sich von Dosierung und Narkose abhängige Wirkungen auf den TPW und
den arteriellen Druck. Währenddem der arterielle Mitteldruck in Lachgasnarkose bei beiden Dosierungen um 6 $\pm$ 3% abfiel, betrug der Druckabfall
in Halothannarkose 15 $\pm$ 3% (Abb. 11). Die Wirkungen auf den TPW er-
schienen noch differenzierter, indem in Lachgasnarkose die R-Dosis den TPW
nicht signifikant veränderte, die 2R-Dosis aber eine Abnahme des TPW um
10 $\pm$ 4% zur Folge hatte. In Halothannarkose kam es nach beiden Dosierungen zu einer Abnahme des TPW um 15 $\pm$ 3% (Abb. 10).

4.1.4. Pancuronium. Die 2R-Dosis in Lachgasnarkose dient zur Illustration der charakteristischen Effekte von Pancuronium (Abb. 8). Nach Pancuronium kam es zu einer Zunahme der Herzfrequenz. Währenddem kein
Unterschied in der Frequenzzunahme bezüglich des Narkoseverfahrens bestand, so schien die 2R-Dosis eine größere Freqenzzunahme als die R-Dosis zu bewirken ($+ 27 \pm 5\%$ gegen $+ 17 \pm 2\%$, p $< 0,1$). Av-Dissoziationen nach Pancuronium waren relativ häufig, vor allem in Halothannarkose

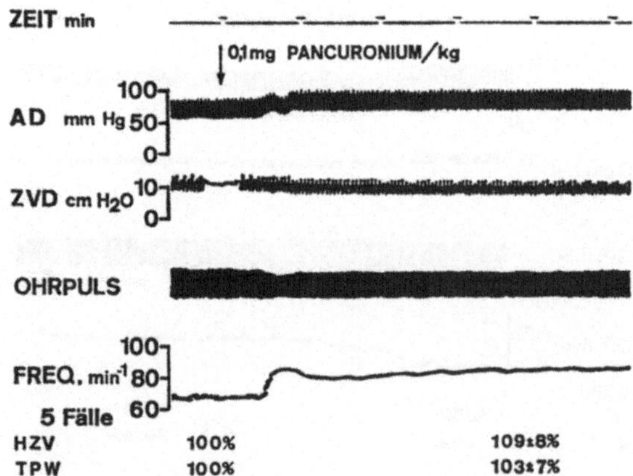

Abb. 8. Kreislaufwirkungen nach 0,1 mg Pancuronium/kg in Lachgasnarkose.
Für Legende siehe Abb. 2

(Abb. 9a, 9b). Das HZV zeigte nach Pancuronium im Mittel meist keine maßgeblichen Veränderungen, mit Ausnahme der 2R-Dosis in Lachgasnarkose, wo es zu einer Zunahme des HZV um $9 \pm 4\%$ kam. TPW und arterieller Druck zeigten ebenfalls nur wenige signifikante Veränderungen.

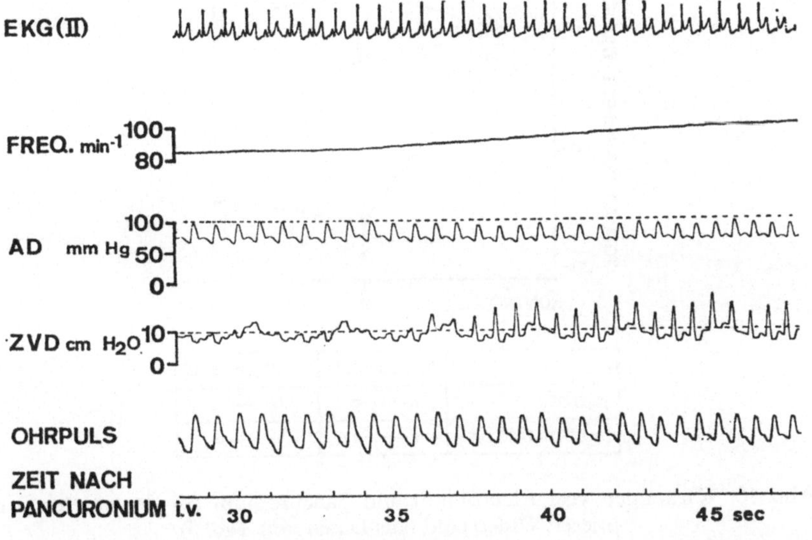

Abb. 9a. Beispiel für Av-Dissoziation nach Relaxans (0,1 mg Pancuronium/kg in Halothannarkose)

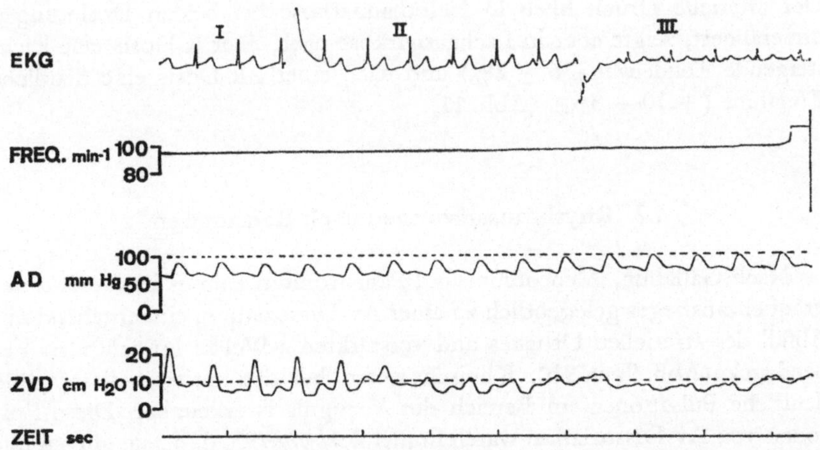

Abb. 9b. Av-Dissoziation nach Relaxans (gleicher Fall wie Abb. 9a). Wiederauftreten von Sinusrhythmus nach 6 min

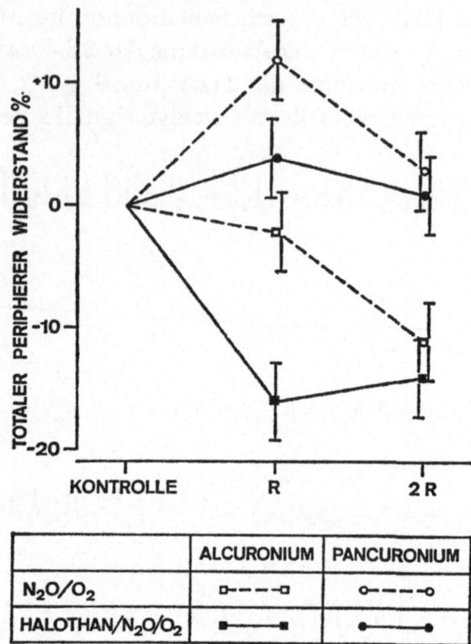

Abb. 10. Wirkungen von Alcuronium und Pancuronium auf den totalen peripheren Widerstand (aus Daten von Tab. 5)

Nach einer R-Dosis stieg der TPW in Lachgasnarkose um $12 \pm 4\%$ an, während er unter den anderen Bedingungen unverändert blieb (Abb. 10). Der arterielle Druck blieb in Halothannarkose bei beiden Dosierungen unverändert, zeigte aber in Lachgasnarkose nach einer R-Dosis eine leicht steigende Tendenz $(+ 6 \pm 2\%)$ und nach einer 2R-Dosis eine deutliche Zunahme $(+ 10 \pm 3\%)$. (Abb. 11).

4.2. Rhythmusstörungen nach Relaxantien

Nach Gallamin, Alcuronium und Pancuronium kam es im Verlauf des Frequenzanstieges gelegentlich zu einer Av-Dissoziation, einhergehend mit Abfall des arteriellen Druckes und verstärkten a-Wellen im zentralen Venendruck (Abb. 9a u. 9b). Klinisch waren bei den meisten dieser Fälle deutliche Pulsationen im Bereich der V. jugularis erkennbar. Diese Episoden von Av-Dissoziation waren immer *isorhythmisch*, d. h., sie gingen mit keinen Unregelmäßigkeiten der Ventrikelkontraktionen und damit des peripheren Pulses einher. Sie konnten somit nur am EKG mit Sicherheit dia-

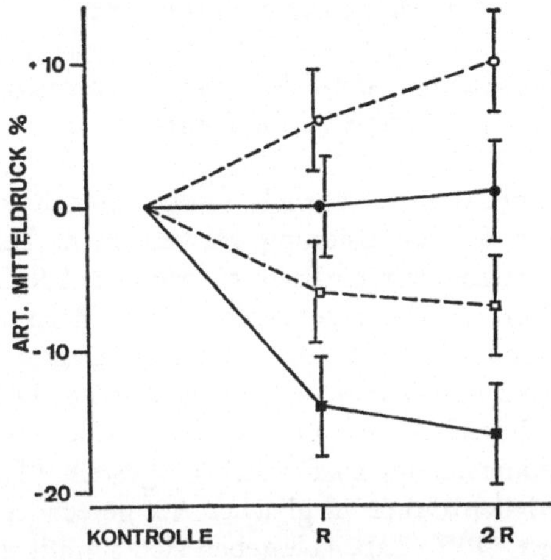

Abb. 11. Wirkungen von Alcuronium und von Pancuronium auf den arteriellen Druck (aus Daten von Tab. 6)

gnostiziert werden. Diese Episoden von Av-Dissoziation dauerten von minimal 10 sec bis maximal 8 min und bildeten sich dann spontan zurück (Abb. 9b).

In 9 Fällen dauerte die Periode mit Av-Dissoziation so lange, daß es möglich war, eine HZV-Bestimmung während der Av-Dissoziation und dann wieder nach Wiederauftreten von Sinusrhythmus vorzunehmen. Während Av-Dissoziation war das HZV im Mittel um $15 \pm 3\%$ kleiner als bei Sinusrhythmus, und der arterielle Mitteldruck lag um $14 \pm 4\%$ tiefer.

Die Häufigkeiten von Av-Dissoziation sind statistisch in bezug auf Wirkungen des Narkoseverfahrens, des Relaxans und der Dosis untersucht worden. Die Daten der Analyse bezüglich des Narkoseverfahrens sind in Tabelle 3 dargestellt. Av-Dissoziationen sind in Halothannarkose signifikant häufiger als in Lachgasnarkosen ($\chi^2 = 6{,}65$, $p = 0{,}01$). Es zeigte sich dagegen kein signifikanter Unterschied zwischen Alcuronium und Pancuronium. Auch die Dosis des Relaxans schien keinen entscheidenden Einfluß zu besitzen. Im weiteren ergab sich noch ein signifikanter Unterschied ($\chi^2 = 4{,}11$, $p < 0{,}05$) zwischen den Häufigkeiten von Av-Dissoziationen nach Gallamin im Vergleich zu Alcuronium und Pancuronium in Lachgasnarkose. Nach d-Tubocurarin wurde nie eine Av-Dissoziation beobachtet.

4.3. Faktorielle Vergleiche

Vergleich von d-Tubocurarin, Alcuronium und Pancuronium in relaxierender Dosierung (R-Dosis)

Zum Vergleich der drei ausführlich untersuchten Relaxantien wurden nur deren Effekte in der R-Dosierung verwendet, da bei d-Tubocurarin wegen den akuten kurzdauernden Effekten nach der 2R-Dosis auch qualitativ andere Verhältnisse als bei den beiden anderen Relaxantien vorgelegen haben. Für d-Tubocurarin sind für diese Auswertung Mittelwerte der Resultate nach 90 sec und 5 min verwendet worden. Die für diese Auswertung typischen Berechnungen und Resultate sind am Beispiel des totalen peripheren Widerstandes ausführlich dargestellt (Tab. 4), aber auch für HZV und arteriellen Druck in gleicher Art gerechnet worden.

In bezug auf den TPW (Tab. 4) ergeben sich signifikante Unterschiede zwischen den Wirkungen von d-Tubocurarin und Alcuronium gegenüber Pancuronium ($F = 22{,}51$, $p \ll 0{,}005$) sowie zwischen Halothan- und Lachgasnarkose ($F = 8{,}03$, $p < 0{,}01$). Zwischen d-Tubocurarin und Alcuronium bestand kein signifikanter Unterschied. Eine in gleicher Art durchgeführte Analyse mit den Daten des arteriellen Druckes ergab ähnliche Resultate, das HZV zeigte aber keine signifikant unterschiedlichen Veränderungen in den 6 Gruppen. Für den Vergleich der Frequenzzunahme wurden die Versuche anders gruppiert: Alcuronium und Pancuronium zeigten beide eine signifikante größere Frequenzzunahme als d-Tubocurarin ($F = 15{,}37$, $p \ll 0{,}005$).

Vergleich von Alcuronium und Pancuronium in beiden Narkosearten

In bezug auf TPW und arteriellen Druck bestätigten sich auch bei der Prüfung an beiden Dosisbereichen die signifikanten Unterschiede zwischen Alcuronium und Pancuronium, sowie zwischen Halothan- und Lachgasnarkose (Tab. 5 u. 6; Abb. 10 u. 11). Zudem fand sich noch ein angedeuteter Unterschied zwischen den zwei Dosierungen am TPW ($F = 3{,}94$, $p < 0{,}1$). In den Veränderungen von HZV und Frequenz ergaben sich zwischen den einzelnen Gruppen keine signifikanten Unterschiede.

Tabelle 4. Vergleiche der Wirkungen von d-Tubocurarin, Alcuronium und Pancuronium auf den totalen peripheren Widerstand

	d-Tubocurarin		Alcuronium		Pancuronium	
	Halothan N_2O/O_2	N_2O/O_2	Halothan N_2O/O_2	N_2O/O_2	Halothan N_2O/O_2	N_2O/O_2
	94	104	74	98	107	126
	95	109	82	101	96	108
	101	88	85	106	98	113
	81	101	86	93	107	108
	96	82	95	91	111	105
Summe	467	484	422	489	519	560
$\bar{x}$	93,4	96,8	84,4	97,8	103,8	112

							fakt. Effekt	Nenner	S. Q.	F	p <
Hauptwirkungen											
1. Relaxans											
d-T, Alc. vs Panc.	+1	+1	+1	+1	−2	−2	−296	60	1460,26	22,51	0,005
2. Relaxans d-T, vs. Alc.	+1	+1	−1	−1	0	0	40	20	80,0	1,23	
3. Anästhesie	+1	−1	+1	−1	+1	−1	−125	30	520,83	8,03	0,01
Interaktionen											
4. 1–3	+1	−1	+1	−1	−2	+2	− 2	60	0,06	0,001	
5. 2–3	+1	−1	−1	+1	0	0	50	20	125,0	1,92	

Variation	Freiheitsgrade	S. Q.	D-Quadrat	F
Total	29	3742,96	—	
Gruppen	5	2186,16	437,23	
				6,74
Rest (Fehler)	24	1556,80	64,86	

Tabelle 5. Vergleiche der Wirkungen von Alcuronium und Pancuronium auf den totalen peripheren Widerstand

	—Alcuronium—				—Pancuronium—			
	Halothan				Halothan			
	N_2O/O_2		N_2O/O_2		N_2O/O_2		N_2O/O_2	
	R-Dosis	2R-Dosis	R-Dosis	2R-Dosis	R-Dosis	2R-Dosis	R-Dosis	2R-Dosis
	74	84	98	93	107	98	126	108
	82	81	101	89	96	99	108	111
	85	88	106	86	98	94	113	94
	86	94	93	103	107	99	108	104
	95	82	91	77	111	115	105	98
Summe	422	429	489	448	519	505	560	515
$\bar{x}$	84,40	85,80	97,80	89,60	103,80	101,00	112	103

								fakt. Effekt	Nen-ner	S. Q.	F	p <
Hauptwirkungen												
1. Relaxans	+1	+1	+1	+1	−1	−1	−1	−1	−311		2418,02	44,10	0,005
2. Anästhesie	+1	+1	−1	−1	+1	+1	−1	−1	−137		469,22	8,55	0,01
3. Dosis	+1	−1	+1	−1	+1	−1	+1	−1	93		216,22	3,94	0,10
Interaktionen										40			
4. 1–2	+1	+1	−1	−1	−1	−1	+1	+1	− 35		30,62	0,55	
5. 2–3	+1	−1	−1	+1	+1	−1	−1	+1	− 79		156,02	2,84	0,10
6. 1–3	+1	−1	+1	−1	−1	+1	−1	+1	− 25		15,62	0,28	
7. 1–2–3	+1	−1	−1	+1	−1	+1	+1	−1	− 17		7,22	0,13	

Variation	Freiheitsgrade	S. Q.	D-Quadrat	F
Total	39	5067,78		
Gruppen	7	3312,98	473,28	8,63
Rest (Fehler)	32	1754,80	54,83	

Tabelle 6. Vergleiche der Wirkungen von Alcuronium und von Pancuronium auf den arteriellen Mitteldruck

	— Alcuronium —				— Pancuronium —			
	Halothan N_2O/O_2		N_2O/O_2		Halothan N_2O/O_2		N_2O/O_2	
	R-Dosis	2R-Dosis	R-Dosis	2R-Dosis	R-Dosis	2R-Dosis	R-Dosis	2R-Dosis
	91	66	98	97	86	102	108	112
	68	86	98	99	105	104	103	113
	92	93	87	86	100	94	106	110
	96	93	100	106	106	97	105	113
	85	84	88	80	105	109	109	100
Summe	432	422	471	468	502	506	531	548
$\bar{x}$	86,40	84,40	94,2	93,60	100,4	101,20	106,2	109,6

									fakt. Effekt	Nenner	S. Q.	F	p <
Hauptwirkungen													
1. Relaxans	+1	+1	+1	+1	−1	−1	−1	−1	−294		2160,90	32,48	0,005
2. Anästhesie	+1	+1	−1	−1	+1	+1	−1	−1	−156		608,40	9,14	0,005
3. Dosis	+1	−1	+1	−1	+1	−1	+1	−1	− 8		1,60	0,02	
Interaktionen										40			
4. 1–2	+1	+1	−1	−1	−1	−1	+1	+1	− 14		4,90	0,07	
5. 2–3	+1	−1	−1	+1	+1	−1	−1	+1	20		10,00	0,15	
6. 1–3	+1	−1	+1	−1	−1	+1	−1	+1	34		28,90	0,43	
7. 1–2–3	+1	−1	−1	+1	−1	+1	+1	−1	− 6		0,90	0,01	

Variationen	Freiheitsgrade	S. Q.	D-Quadrat	F
Total	39	4944,00		
Gruppen	7	2815,60	402,22	6,06
Rest (Fehler)	32	2128,40	66,51	

5. Diskussion

5.1. Zentralvenöser Druck

Nach Gabe aller Relaxantien kam es zu einer geringen Abnahme des zentralvenösen Druckes. Es gibt dafür zwei Erklärungsmöglichkeiten: Einesteils könnte als Folge der Relaxation der Skelettmuskulatur eine Weiterstellung der peripheren Gefäße mit Versacken des Blutes und somit eine relative Hypovolämie in bezug auf die vergrößerte Gefäßkapazität entstanden sein. Andernteils hat wahrscheinlich als Folge der Relaxation der Beatmungsdruck etwas abgenommen, und die Abnahme des zentralvenösen Druckes wäre somit nur Ausdruck eines kleineren intrathorakalen Druckes. Eine Abnahme des Beatmungsdruckes muß aber so gering gewesen sein, daß sie bei der routinemäßigen Kontrolle des Druckmanometers am Engströmrespirator ohne Druckregistrierung nicht beachtet worden ist. Mit Sicherheit ist diese geringe Abnahme des zentralvenösen Druckes aber nicht relevant für die Kreislaufreaktionen nach Relaxantien, da bei uniform etwa gleich großer Venendruckabnahme völlig verschiedene Veränderungen der Kreislaufparameter auftreten können. Dies widerlegt auch die erstmals von EVERETT (1948) erwähnte, von GUYTON und REEDER (1950) und TAMMISTO und WELLING (1969) aufgenommene Hypothese, welche die Hypotonie nach Relaxantien durch verminderten venösen Rückstrom als Folge eines „venösen Pooling" zu erklären versuchten. Damit sei aber nicht behauptet, daß unter gewissen klinischen Bedingungen eine selbst sehr geringe Zunahme der Gefäßkapazität nicht doch zu einer Verschlechterung des Kreislaufbildes führen könnte.

5.2. d-Tubocurarin

Verschiedentlich ist über negativ inotrope Wirkungen von d-Tubocurarin berichtet worden (HAGER, 1954; DOWDY et al., 1965; IWATSUKI et al., 1965). Dieser Effekt wird nach neuesten Untersuchungen nicht durch d-Tubocurarin selbst, sondern durch die in den meisten Handelspräparaten enthaltenen Konservierungsmittel (zum Beispiel p-Chloro-m-kresol, Benzylalkohol, Chlorobutanol) hervorgerufen (CARRIER und MURPHY, 1970; DOWDY et al., 1971). Unterschiedliche Ergebnisse bezüglich Kreislaufwirkungen von d-Tubocarin lassen sich nach DOWDY et al. (1971) unter Umständen durch die Verwendung von Curarepräparaten mit verschiedenen Zusätzen erklären. Dies hat sich allerdings an anästhesierten Patienten nicht bestätigen lassen, indem nämlich reines kristallines d-Tubocurarin (0,4mg/kg) einen signifikanten Blutdruckabfall hervorrief, und die verschiedenen Konservierungsmittel unwirksam waren (STOELTING, 1971). Das in unserer Untersuchung verwendete „Tubarine miscible" (Burroughs Wellcome) enthält keine Konservierungsmittel.

Die Effekte einer relaxierenden Dosis von 0,3 mg/kg (R-Dosis) unterscheiden sich qualitativ von denjenigen einer doppelten Dosis (0,6 mg/kg, 2R-Dosis). In einer relaxierenden Dosierung führt d-Tubocurarin ausschließlich zu einer geringen Abnahme des TPW mit daraus resultierendem Abfall des arteriellen Druckes um 8%. Dies wird am ehesten als Ausdruck der experimentell sicher nachgewiesenen ganglienblockierenden Wirkung (GUYTON und REEDER, 1950) zu interpretieren sein, währenddem noch keine Hinweise auf eine maßgebliche Histaminfreisetzung vorzuliegen scheinen. Die hier dargelegten kardiovasculären Veränderungen nach einer R-Dosis von d-Tubocurarin entsprechen quantitativ ganz denjenigen von SMITH und WHITCHER (1967). Nach einer 2R-Dosis von d-Tubocurarin kommt es zu einem akuten und kurzfristigen Druckabfall, dessen Verlauf zeitlich mit den von anderen (GERECKE et al., 1970) gefundenen Erhöhungen der Bluthistaminkonzentration übereinstimmt. Mit McCULLOUGH et al., (1970) sind wir der Meinung, daß sowohl Ganglienblock als auch Histaminfreisetzung zu diesen Effekten nach der großen Dosis von d-Tubocurarin führen, daß aber wahrscheinlich der Histaminfreisetzung die Hauptbedeutung zukommt. PATON (1959) hat auf die Steilheit der Dosis-Wirkungskurven für die Histaminfreisetzung aufmerksam gemacht und von einem Schwellenwert in Bezug auf Histaminfreisetzung gesprochen. Unsere Beobachtungen bestätigen diese Ansicht, indem in keinem unserer Fälle nach einer R-Dosis klinische Anzeichen für eine maßgebliche Histaminfreisetzung gefunden worden sind, diese Dosis also unter dem Schwellenwert gelegen hat, während die starken Kreislaufreaktionen nach einer 2R-Dosis in allen Fällen auf eine massive Histaminfreisetzung hingewiesen haben. Die Abnahme des TPW beträgt 33%, wobei die Abnahme des arteriellen Druckes wegen der gleichzeitigen Zunahme des HZV geringer ausfällt. An Patienten am kardiopulmonalen Bypass fanden LONGNECKER et al., (1970) nach 0,4 mg/kg d-Tubocurarin eine gleich große Abnahme des TPW (−31%) wie in dieser Untersuchung. Es liegt auf der Hand, daß unter Bedingungen, bei denen die Möglichkeiten des Kreislaufes zur Leistung eines vergrößerten HZV eingeschränkt sind, nach einer großen Dosis von d-Tubocurarin entsprechend größere Blutdruckabfälle zu erwarten sind. Es scheint, daß die Fähigkeit zur HZV-Steigerung bereits in oberflächlicher Halothannarkose, wie in dieser Untersuchung, etwas beeinträchtigt war, indem die HZV-Zunahme in Halothannarkose nur 13% betrug, gegenüber 25% in Lachgasnarkose. Beobachtungen von massiven Druckabfällen in sehr tiefer Narkose (COMROE und DRIPPS, 1947) oder unter Halothan (JOHNSTONE, 1956; BRYCE-SMITH und O'BRIEN (1956) sind wahrscheinlich darauf zurückzuführen. Beachtenswert scheint vor allem auch, daß bei Versuchstieren, denen im allgemeinen gleiche Kreislaufreaktionen wie beim Menschen nachgesagt werden, qualitativ andere Reaktionen nach großen Dosen von d-Tubocurarin gefunden worden sind. So fand HUGHES (1970) an Hunden eine Verminderung des HZV und eine Bradykardie.

Zwischen d-Tubocurarin in relaxierender Dosierung und Alcuronium (je R-Dosis) bestehen keine signifikanten Unterschiede im Verhalten des TPW und des arteriellen Druckes, womit die Beobachtungen von HUNTER (1964), BARAKA (1967), TAMMISTO und WELLING (1969) bestätigt sind. d-Tubocurarin besitzt aber im Gegensatz zu Alcuronium keine nennenswerte atropinartige Wirkung und führt somit auch kaum zu Frequenzzunahmen und Av-Dissoziationen. Die therapeutische Breite von d-Tubocurarin ist dafür sehr klein. Während eine Überdosierung bei Alcuronium nur eine wenig größere blutdrucksenkende Wirkung zur Folge haben wird, gelangt man bei d-Tubocurarin in den Bereich der Histaminfreisetzung und den daraus resultierenden massiven Kreislaufreaktionen.

5.3. Gallamin

Die Ursachen der kardiovasculären Wirkungen nach Gallamin erscheinen in der Literatur gut belegt. Die kardial-atropinartige und sympathikomimetische Wirkung (BROWN und CROUT, 1970; RATHBUN und HAMILTON, 1970) führt zu einer kräftigen Frequenzzunahme des HZV und zur Steigerung des arteriellen Druckes (SMITH und WHITCHER, 1967; KENNEDY und FARMAN, 1968). Die von uns beobachtete Tachykardie entspricht in ihrem Ausmaß den Beobachtungen der oben zitierten Autoren. Währenddem in Cyclopropannarkosen relativ häufig sogar ventrikuläre Arrhythmien gesehen worden sind (WALTS und McFARLAND, 1965), fanden sich bei unseren Fällen in Lachgasnarkose in der Hälfte der Fälle Av-Dissoziationen.

5.4. Alcuronium und Pancuronium

Beide Präparate sind zum Zeitpunkt ihrer Einführung in die Klinik von pharmakologischer Seite als weitgehend frei von Nebenwirkungen beschrieben worden (BÄCHTOLD et al., 1964; BUCKETT et al., 1968), was durch die ersten klinischen Berichte bestätigt schien (HÜGIN und KISSLING, 1961; WASER und HARBECK, 1962; nebst vielen anderen, siehe Einleitung, und BAIRD und REID, 1967). Dieser erste Eindruck von Kreislaufstabilität hat sich aber in späteren gut kontrollierten und vergleichenden Untersuchungen für Alcuronium nicht bestätigt (HUNTER, 1964; BARAKA, 1967; TAMMISTO und WELLING, 1969), indem verschiedentlich gleich große Blutdruckabfälle wie nach d-Tubocurarin gefunden worden sind. Dagegen konnte LOH (1970) in einer vergleichenden Studie am Menschen den eher blutdrucksteigernden Effekt von Pancuronium gegenüber einem blutdrucksenkenden Effekt von d-Tubocurarin bestätigen.

In dieser Untersuchung ist bei beiden Präparaten ein gleich großer positiv chronotroper Effekt gefunden worden, was als Ausdruck einer kardial-atropinartigen Wirkung betrachtet wird (SCHAER, 1971). Unsere diesbezüglichen Daten stimmen mit den Befunden von TAMMISTO und WELLING (1969); KENNEDY und KELMAN (1970) sowie von KELMAN und KENNEDY (1971) überein. Die gleich große Häufigkeit von Av-Dissoziationen in Halothannarkose nach diesen beiden Präparaten bestätigt den Eindruck einer gleich großen atropinartigen Aktivität dieser Präparate in relaxierender Dosierung am Menschen.

Hingegen ergaben sich zwischen diesen beiden Präparaten signifikante Unterschiede in bezug auf deren Wirkungen auf den TPW und den arteriellen Druck. Während Alcuronium den TPW stärker in Halothan- als in Lachgasnarkose senkte, so kam es nach Pancuronium eher zu einer Zunahme des TPW. Diese Abnahme des TPW und der daraus resultierende Blutdruckabfall nach Alcuronium sind im Rahmen der Befunde von TAMMISTO und WELLING (1969) und von KENNEDY und KELMAN (1970) und müssen als Ausdruck einer ganglienblockierenden Wirkung interpretiert werden. Im Bereich relaxierender Dosen waren die Abnahme von TPW und vom arteriellen Druck gleich groß wie nach d-Tubocurarin (Tab. 4), wobei aber Alcuronium gegenüber von d-Tubocurarin eine größere therapeutische Breite aufwies, da selbst bei doppelter Dosierung keine Zeichen einer Histaminfreisetzung erkennbar gewesen waren. Die Zunahme des TPW und des arteriellen Druckes nach Pancuronium stimmen mit den Daten von KELMAN und KENNEDY (1971) überein. Die Zunahme des TPW könnte einer leichten ganglienstimulierenden Wirkung dieses Präparates zugeschrieben werden, was angesichts der Struktur von Pancuronium (Abb. 1) mit den zwei cholinergischen Gruppen ähnlichen Seitenketten nicht unbedingt überraschen würde.

5.5. Rhythmusstörungen nach Relaxantien

Nach Gallamin, Alcuronium und Pancuronium sind gelegentlich während der Zunahme der Herzfrequenz isorhythmische Av-Dissoziationen aufgetreten. Gleichzeitig fanden sich im zentralen Venendruck hohe a-Wellen (Abb. 9a u. 9b), die als charakteristisches Zeichen der sich bei geschlossener Tricuspidalklappe kontrahierenden Vorhöfe und eventuell einer Regurgitation aus dem Ventrikel zu betrachten sind (GILMORE et al., 1963; SKINNER et al., 1963). Die hämodynamisch günstigen Effekte einer rechtzeitigen Vorhofskontraktion werden auf zwei Mechanismen zurückgeführt, indem es zu größerer Ventrikelfüllung und verbessertem Schluß der Atrioventrikularklappen mit vermindertem Reflux kommen soll (MITCHELL et al., 1965; RUTISHAUSER et al., 1966). Die in der neueren Literatur angegebenen Minderungen des Schlagvolumens, des HZV und des arteriellen Druckes bei Ausfall der rechtzeitigen Vorhofkontraktion liegen im Bereich der hier dargelegten Resultate (SKINNER et al., 1963; MITCHELL et al., 1965; BENCHIMOL et al., 1969; RUSKIN et al., 1970). Das Auftreten von Av-Dissoziation wird im allgemeinen als hämodynamisch irrelevant betrachtet (HOLZMANN, 1965). Dies ist bei den meisten Fällen wahrscheinlich zutreffend. Andererseits könnte aber bei Patienten unter bereits kritischen Kreislaufsituationen, wie sie unter Narkose und Operation gelegentlich vorkommen, gerade eine solche zusätzliche Verminderung des HZV um 10–20% zu einer weiteren Verschlechterung des Kreislaufzustandes führen (HALDEMANN und SCHAER, 1971).

Es ist kaum bekannt, daß Av-Dissoziationen häufig beim Einsetzen der Wirkung von Atropin auftreten (AVERILL und LAMB, 1959; DAUCHOT und GRAVENSTEIN, 1971), was bereits von WILSON (1915) erstmals beschrieben worden ist. Da diese Rhythmusabnormität meist isorhythmisch auftritt, d. h., mit keiner am peripheren Puls erkennbaren Arrhythmie einhergeht, kann gut verstanden werden, daß diese nur aus dem EKG

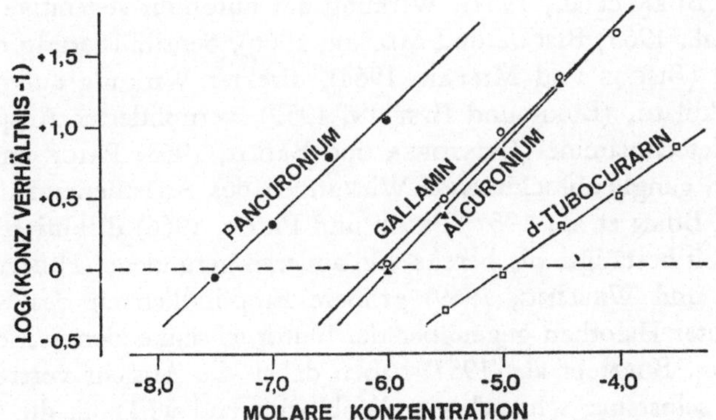

Abb. 12. Antagonismus von neuromuskulären Blockern gegen die negativ chronotrope Wirkung von Carbachol am isolierten Meerschweinchenherzen.
Abszisse: Logarithmus −1 vom Verhältnis der Carbacholkonzentrationen, die notwendig sind, um in Gegenwart des Relaxans eine als Standard genommene Verlängerung des Schlagintervalls von 20 ms hervorzurufen (nach Schaer, 1971)

erkennbare Störung der klinischen Beobachtung meist entgangen ist. Die durch die Vorhofskontraktion bei geschlossener Tricuspidalklappe hervorgerufene venöse Pulswelle ist klinisch aber recht häufig an den Pulsationen der V. jugularis deutlich erkennbar.

Die Av-Dissoziation erscheint somit neben der Frequenzsteigerung als Ausdruck der kardial-atropinartigen Wirkung der neuromuskulären Blokker. Diese kardial-atropinartige Wirkung ist am Antagonismus gegen die negativ chronotrope Wirkung von Carbachol an isolierten Herzpräparaten geprüft worden (SCHAER, 1971). Es zeigte sich ein kompetitiver Antagonismus gegen Carbachol (Abb. 12). Unter Berücksichtigung der zur neuromuskulären Blockade notwendigen Konzentrationen haben sich die verschiedenen Relaxantien in Reihenfolge von zunehmender erwarteter atropinartiger Wirkung wie folgt einordnen lassen: d-Tubocurarin, Alcuronium, Pancuronium, Gallamin. Diese Rangordnung stimmt mit der in bezug auf Ausmaß der Frequenzzunahme sowie der Häufigkeit von Av-Dissoziationen am Menschen gefundenen atropinartigen Wirkung überein.

5.6. Wirkungen von Halothan

Für das Zustandekommen der Blutdrucksenkung unter Halothan scheint am Menschen neben einer Abnahme des HZV (EGER et al., 1970) der Verminderung des TPW die Hauptbedeutung zuzukommen (WYANT et al., 1958; MORROW und MORROW, 1961; PAYNE, 1963; DEUTSCH et al., 1962; BLACK und MCARDLE, 1962). Eine Vielzahl von Mechanismen werden dafür verantwortlich gemacht, wobei neben Depression des Vasomotorenzentrums (BURN et al., 1957), Wirkung auf autonom-vegetative Zentren (PRICE et al., 1963; BISCOE und MILLAR, 1966), Sensibilisierung der Baroreceptoren (BISCOE und MILLAR, 1964), direkter Wirkung auf die glatte Gefäßmuskulatur (BURN und EPSTEIN, 1959), verminderter Ansprechbarkeit auf Katecholamine (CRISTOFER und BRODY, 1968; PRICE und PRICE, 1966) auch ganglienblockierende Wirkungen des Anästheticums (RAVENTOS, 1956; BURN et al., 1957; PRICE und PRICE, 1966) diskutiert werden. Diese Arbeit bestätigte die bereits von anderen gefundene (HUNTER, 1964; TAMMISTO und WELLING, 1969) größere Empfindlichkeit des Kreislaufsystems unter Halothan gegenüber der blutdrucksenkenden Wirkung von Alcuronium. BURN et al. (1957) haben dabei die Ansicht vertreten, daß Halothan, selbst nur schwach ganglienblockierend wirkend, die Wirkung anderer ganglienblockierender Substanzen, wie zum Beispiel d-Tubocurarin, potenziere. Diese Erklärung dürfte allerdings nur für einen Teil der hier beschriebenen, unter Halothan verstärkten, Blutdruckabfälle nach Relaxantien zutreffend sein. Die in Halothannarkose im Vergleich zu Lachgasnarkose signifikant größere Abnahme des TPW (oder geringere Zunahme nach Pancuronium) könnte als eine Potenzierung der ganglienblockierenden Wirkung (oder Verminderung der ganglienstimulierenden Wirkung) erklärbar sein. Vor allem auch die Links-Verschiebung der Dosis-Wirkungskurven von Alcuronium auf den TPW (Abb. 10) ließe sich durch eine sensibilisierende Wirkung von Halothan an den sympathischen Ganglien interpretieren. Angesichts der vielfältigen Angriffspunkte von Halothan lassen sich allerdings andere Mechanismen, die schließlich auch zur Potenzierung der Wirkung von Relaxantien auf den TPW führen könnten, nicht ausschließen. Nach einer großen Dosis von d-Tubocurarin scheint der verminderten Zunahme des HZV in Halothannarkose im Vergleich zur Lachgasnarkose während der Histamin-bedingten Hypotension die Hauptbedeutung zuzukommen. Inwieweit dafür die negativ inotrope Wirkung von Halothan oder andere Faktoren eine Rolle spielen, kann nicht gesagt werden.

In größeren vergleichenden Untersuchungen zeigte sich in Halothannarkose keine maßgeblich größere Häufung von Rhythmusstörungen im Vergleich mit verschiedenen anderen Anästhesietechniken. Die häufigsten Rhythmusabnormitäten waren dabei isorhythmische Av-Dissoziationen oder Knotenrhythmen, welche mehr als die Hälfte der beobachteten Rhythmusstörungen ausmachten (DODD et al., 1962; REINIKAINEN und PÖNTINEN, 1966; KUNER et al., 1967; KATZ und BIGGER, 1970). Unter Halothannarkose ist dagegen die Bereitschaft zur Entstehung von Arrhythmien unter Einwirkung verschiedener Faktoren gesteigert, so zum Beispiel bei Hyperkapnie (BLACK et al., 1959; PRICE et al., 1960; BLACK, 1967) oder nach Katecholaminen (KATZ und EPSTEIN, 1968). Die in Halothannarkose im Vergleich zur Lachgasnarkose signifikante Häufung von Av-Dissoziationen nach Alcuronium und Pancuronium scheint somit ein weiterer Ausdruck der zu Arrhythmien disponierenden Wirkung von Halothan zu sein. Auch nach Atropin sind Av-Dissoziationen in Halothannarkose häufiger als in Lachgasnarkose beobachtet worden, was wahrscheinlich auf einem gleichen Wirkungsmechanismus beruht und von JONES et al., (1961) mit dem unter Halothan gesteigerten Parasympathikus-Tonus erklärt worden ist.

5.7. Schlußfolgerungen

In dieser Arbeit sind die Kreislaufwirkungen von Relaxantien an kreislaufgesunden Patienten untersucht worden. Unter den üblichen klinischen Bedingungen werden die Kreislaufparameter wahrscheinlich mehr durch Einflüsse der Anästhetica, der künstlichen Beatmung, des operativen Reizes u.a. verändert werden. Wir sind aber überzeugt, daß die Erarbeitung dieser im Rahmen der gesamten Narkose unter Umständen nur kleinen Effekte von Relaxantien von Bedeutung ist, denn nur bei Kenntnis aller

Teileffekte ist es möglich, die in Narkose auftretenden Kreislaufveränderungen sinnvoll zu interpretieren und für eine eventuelle Therapie nützliche Schlüsse zu ziehen. Die für den Kreislauf relevanten Effekte von Relaxantien sind deshalb zur Übersicht noch in Tabelle 7 zusammengestellt.

Tabelle 7. Zusammenstellung der Nebenwirkungen von Relaxantien am Menschen
R, total relaxierende Dosis; 2R, doppelte relaxierende Dosis

	Ganglien-blockierende Wirkung	Kardial-atropinartige Wirkung	Histamin-Freisetzung
d-Tubocurarin			
R	+	∅	(+)
2R	+	+	+++
Gallamin			
R	(+)	+++[a]	∅
Alcuronium			
R	+	+	∅
2R	+(+)	+	∅
Pancuronium			
R	∅[b]	+	∅
2R	∅	+(+)	∅

[a] Dazu noch sympathikomimetischer Effekt
[b] Geringer ganglienstimulierender Effekt

Diese Nebenwirkungen, beim Gesunden meist ohne große Bedeutung, werden bei pathologischen Kreislaufverhältnissen, wie zum Beispiel Herzinsuffizienz, vorbestehenden Rhythmusstörungen, Hypovolämie u.a. eine ernstere Wertung verdienen. Wie gezeigt werden konnte, besitzen alle zur Zeit gebräuchlichen Relaxantien in klinischer Dosierung gewisse Nebenwirkungen. Es bleibt dem Anästhesisten überlassen, aus den zur Verfügung stehenden Präparaten dasjenige auszuwählen, dessen Nebenwirkungen jeweils am wenigsten nachteilig, oder unter Umständen sogar erwünscht sind.

6. Zusammenfassungen

6.1. Zusammenfassung

Nach einer Übersicht über die Literatur der Nebenwirkungen von neuromuskulärblockierenden Präparaten kommt man zum Schluß, daß kaum Arbeiten vorliegen, welche unter Verwendung einer adäquaten Untersuchungsmethodik eine vergleichende Beurteilung der Kreislaufwirkungen der zur Zeit verwendeten Relaxantien gestatten.

Es ist deshalb eine Untersuchung geplant worden, welche die Beurteilung der folgenden faktoriellen Effekte auf die verschiedenen Kreislaufparameter (Frequenz, arterieller Druck, Herzzeitvolumen, totaler peripherer Widerstand) gestatten sollte: *Relaxanseffekt* (d-Tubocurarin, Alcuronium, Pancuronium), *Dosiseffekt* (total relaxierende Dosis, doppelte relaxierende Dosis), *Halothaneffekt* (Untersuchung in Halothan/N_2O/O_2 – und N_2O/O_2 Narkose). Die Untersuchung wurde an kreislaufgesunden Patienten durchgeführt, welche anschließend operiert wurden. Es ist speziell versucht worden alle sekundären Effekte, welche normalerweise die Verwendung von Relaxantien begleiten, auszuschalten, wie zum Beispiel Einflüsse der künstlichen Beatmung, einer wechselnden Narkosetiefe und des Operationsstress. Nach allen Relaxantien kam es zu einer Abnahme des zentralvenösen Druckes um 1–2 cm H_2O, welchem keine Bedeutung für die im folgenden beschriebenen Kreislaufeffekte zuzukommen scheint.

Nach einer relaxierenden Dosis von *d-Tubocurarin* (0,3 mg/kg) kommt es nur zu einem geringen Abfall des totalen peripheren Widerstandes und des arteriellen Druckes. Hingegen führt die doppelte Dosis von d-Tubocurarin (0,6 mg/kg) zu einer massiven Abnahme des totalen peripheren Widerstandes bei gleichzeitiger Zunahme des Herzzeitvolumens. Der daraus resultierende Abfall des arteriellen Druckes erreicht das Maximum innert 90 sec. Nach 5 min sind die Ausgangsverhältnisse weitgehend wieder hergestellt. Es wird geschlossen, daß die Kreislaufveränderungen nach der großen Dosis von d-Tubocurarin hauptsächlich durch Histaminfreisetzung und eventuell noch durch eine geringe Ganglienblockade zustande kommen.

Die hauptsächlichsten Effekte nach *Gallamin* (nur 1,5 mg/kg) bestehen in einer atropinartigen und sympathikomimetischen Wirkung. Es kommt

zu einer beträchtlichen Zunahme der Herzfrequenz und in gewissen Fällen
zu einer Zunahme des arteriellen Druckes.

Alcuronium (0,15 und 0,3 mg/kg) besitzt ganglienblockierende und atropinartige Wirkungen. Es besteht bei Verwendung von relaxierenden Dosen
kein Unterschied zwischen der Abnahme des totalen peripheren Widerstandes und des arteriellen Druckes nach d-Tubocurarin und Alcuronium.
Alcuronium besitzt dagegen eine größere therapeutische Breite, indem es
selbst bei Verwendung der doppelten Dosierung zu keiner Histaminfreisetzung kommt.

Pancuronium (0,05 und 0,1 mg/kg) besitzt nur eine kardial-atropinartige
Aktivität in der gleichen Größenordnung wie Alcuronium. Der Blutdruck
bleibt konstant oder nimmt etwas zu. Ein Anstieg des totalen peripheren
Widerstandes nach kleinen Dosen von Pancuronium in Lachgasnarkose
weist auf eine geringe ganglienstimulierende Wirkung dieses Präparates
hin.

Gelegentlich kam es nach Gallamin, Alcuronium und Pancuronium zu
isorhythmischer Av-Dissoziation während des Frequenzanstieges. Während
dieser Rhythmusstörung, welche minimal 10 sec und maximal 8 min dauerte,
kam es zu einer Abnahme des arteriellen Druckes und des Herzzeitvolumens.
Av-Dissoziation wird als Ausdruck der atropinartigen Wirkung dieser
curarisierenden Präparate betrachtet.

Halothan potenziert die hypotensive Wirkung aller untersuchten Relaxantien, wobei allerdings bei d-Tubocurarin einesteils, Alcuronium
und Pancuronium anderenteils, verschiedene Wirkungsmechanismen vorzuliegen scheinen. Nach d-Tubocurarin (0,6 mg/kg) kommt es bei gleicher-
maßen vermindertem totalen peripheren Widerstand in Halothannarkose
zu einer geringeren Zunahme des Herzzeitvolumens als in Lachgasnarkose.
Die Potenzierung nach Alcuronium und Pancuronium führt über eine
Modifikation der Wirkungen dieser Drogen auf den totalen peripheren
Widerstand. Eine weitere Wirkung von Halothan ist die Begünstigung der
Entstehung von Av-Dissoziationen nach Relaxantien mit atropinartiger
Wirkung.

Alle Relaxantien besitzen somit Nebenwirkungen, welche gewisse Kreislaufparameter beeinflussen. Diese Effekte sind beim Gesunden nur gering,
werden aber bei Patienten in schlechten Kreislaufverhältnissen unter Umständen eine andere Würdigung verdienen. Die Wahl des Präparates wird
sich nach den im speziellen Fall erwünschten oder unerwünschten Nebenwirkungen richten.

6.2. Summary

The literature concerning cardiovascular side effects of neuromuscular
blocking agents is reviewed. It is apparent, that comparative investigations

on these side effects of this class of drugs under controlled conditions are missing in man.

An investigation was designed for the evaluation of cardiovascular effects of neuromuscular blocking agents in man. The design allowed assessement of three factorial effects: drug (d-tubocurarine, alcuronium, pancuronium), anesthesia (nitrousoxide/oxygen, halothane/nitrousoxide/oxygen), dosage level (equipotent with respect to neuromuscular blocking action: total relaxing dose, twice the relaxing dose). The investigation was performed on healthy man having operations under general anesthesia. Care was taken to avoid all secondary effects, which usually accompany the administration of curarizing agents such as start of intermittent positive pressure ventilation, varying depths of anesthesia and start of surgery.

d-Tubocurarine in a relaxing dose (0.3 mg/kg) causes only a mild decrease in total peripheral resistance and in arterial pressure. However, 0.6 mg/kg lead to a marked decrease in total peripheral resistance with concomitant increase in cardiac output. The resulting drop in arterial pressure reaches its maximum within 90 sec after the injection. After 5 min control conditions are reestablished. It is concluded that the cardiovascular effects after high doses of d-tubocurarine appear mainly to be caused by histamine release and to a minor degree by some ganglionic blocking action.

The predominant effects of *gallamine* (1.5 mg/kg) are a rather strong atropinic and sympathomimetic action which cause a marked increase in heart rate and some increase in arterial pressure.

Alcuronium (0.15 and 0.3 mg/kg) exhibits some ganglionic blocking and atropinic actions. There is however no difference between the decreases in total peripheral resistance and blood pressure caused by alcuronium and those caused by d-tubocurarine, as long as relaxing doses are used only. Alcuronium appears to have a greater therapeutic range as d-tubocurarine, because no signs of histamine release could be detected even after the large dose. A mild increase in heart rate is considered as an expression of the atropinic effect of alcuronium.

Pancuronium (0.05 and 0.1 mg/kg) possesses some atropinic action of similar magnitude as alcuronium. Blood pressure remains constant or increases slightly. There is evidence for a small ganglionic stimulant action of pancuronium in a small dose in nitrousoxide/oxygen anesthesia.

In some cases isorhythmic av-dissociation appeared after the administration of gallamine, alcuronium or pancuronium. These episodes of av-dissociation lasted from 10 sec to 8 min and were accompanied by a drop in cardiac output and arterial blood pressure. The occurence of this arrhythmia was greater i n halothane/nitrousoxide/oxygen anesthesia than in nitrousoxide/oxygen anesthesia. It is concluded that av-dissociation is another expression of the atropinic action of these neuromuscular blocking agents.

Halothane potentiates the hypotensive action of these neuromuscular blocking agents. There are, however, two different mechanisms responsible for the potentiation of the hypotensive response after d-tubocurarine on the one, and alcuronium and pancuronium on the other hand. The hypotensive action of high doses of d-tubocurarine is potentiated by halothane, because at identical decreases in total peripheral resistance cardiac output increases less in halothane/nitrousoxide/oxygen anesthesia than in nitrousoxide/oxygen anesthesia. However, after alcuronium and pancuronium the effect of halothane comes about by modifying the action of these drugs on total peripheral resistance. An other feature of halothane/nitrousoxide/oxygen anesthesia was the afore mentioned high incidence of av-dissociation after the administration of curarizing agents with some atropinic activity.

All curarizing agents have some side effects which affect cardiovascular parameters. While the effects are for the most part small in healthy individuals, it is to be expected that greater cardiovascular disturbances would result in patients in circulatory poor conditions. The choice of the appropriate neuromuscular blocking agent will be given according to the side effects which are desired or not desired in a particular clinical situation.

7. Literaturverzeichnis

ALAM, M., ANREP, G. V., BARSOUM, G. S., TALAAT, M., WIENINGER, E.: Liberation of histamine from the skeletal muscle by curare. J. Physiol. 95, 148–158 (1939).

AMBACHE, N.: The use and limitations of atropine for pharmacological studies on autonomic effectors. Pharm. Rev. 7, 467–491 (1955).

AVERILL, K. H., LAMB, L. E.: Less commonly recognized actions of atropine on cardiac rhythm. Amer. J. Med. Sci. 237, 304–318 (1959).

BÄCHTOLD, H. P., FORNASARI, F., HÜRLIMANN, A.: Diallyl-bis-nor-toxiferin, ein depolarisationshemmendes Muskelrelaxans. Helv. Physiol. Acta 22, 70–91 (1964).

BAINBRIDGE, J. G., BROWN, D. M.: Ganglion-blocking properties of atropine-like drugs. Brit. J. Pharmacol. 15, 147–151 (1960).

BAIRD, W. L. M., REID, A. M.: The neuromuscular blocking properties of a new steroid compound, pancuronium bromide. A pilot study in man. Brit. J. Anaesth. 39, 775–780 (1967).

BARAKA, A.: A comparative study between diallylnortoxiferine and tubocurarine. Brit. J. Anaesth. 39, 624–628 (1967).

BENCHIMOL, A., MAROKO, P., GARTLAN, J., FRANKLIN, D.: Continuous measurements of arterial flow in man during atrial and ventricular arrhythmias. Amer. J. Med. 46, 52–63 (1969).

BISCOE, T. J., MILLAR, R. A.: The effect of halothane on carotid sinus baroreceptor activity. J. Physiol. 173, 24–37 (1964).

—, —: The effects of cyclopropane, halothane and ether on central baroreceptor pathways. J. Physiol. 184, 535–559 (1966).

BLACK, G. W.: A comparison of cardiac rhythm during halothane and methoxyflurane anaesthesia at normal and elevated levels of $PaCO_2$. Acta anaesth. scand. 11, 103–108 (1967).

—, LINDE, H. W., DRIPPS, R. D., PRICE, H. L.: Circulatory changes accompanying respiratory acidosis during halothane (Fluothane) anaesthesia in man. Brit. J. Anaesth. 31, 238–246 (1959).

—, McARDLE, L.: Effects of halothane on the peripheral circulation in man. Brit. J. Anaesth. 34, 2–10 (1962).

BONTA, I. L., GOORISSEN, E. M., DERKX, F. H.: Pharmacological interaction between pancuronium bromide and anaesthetics. Europ. J. Pharmacol. 4, 83–90 (1968).

BOVET, M. D., DEPIERRE, F., DE LESTRANGE, Y.: Propriétés curarisantes des éthers phénoliques à fonction ammonium quaternaires. Compt. rend. Acad. Sci. 225, 74–76 (1947).

BROWN, B. R., CROUT, J. R.: The sympathomimetic effect of gallamine on the heart. J. Pharmacol. exp. Ther. 172, 266–273 (1970).

BRUNNER, H.: Erste klinische Erfahrungen mit dem neuen Relaxans Pancuronium-Bromide. Wiener Med. Wochenschr. 120, 766–768, (1970).

BRYCE-SMITH, R., O'BRIEN, H. D.: Fluothane: a non-explosive volatile anaesthetic agent. Brit. Med. J. II, 969–972 (1956).

BUCKETT, W. R., BONTA, I. L.: Pharmacological studies with NA 97 (2β, 16β-Dipiperidino-5α-androstane-3α, 17β-diol diacetate dimethobromide.) Fed. Proc. **25**, 718 (1966).

—, HEWETT, C. L., SAVAGE, D. S.: Potent steroidal neuromuscular blocking agents. Chim. Ther. **2**, 186 (1967).

—, MARJORIBANKS, Ch. E. B., MARWICK, F. A., MORTON, M. B.: The pharmacology of pancuronium bromide (Org. NA 97) a new potent steroidal neuromuscular blocking agent. Brit. J. Pharmacol. **32**, 671–682 (1968).

BURN, J. H., EPSTEIN, H. G.: Hypotension due to halothane. Brit. J. Anaesth. **31**, 199–204 (1969).

—, EPSTEIN, H. G., FEIGAN, G. A., PATON, W. D. M.: "Fluothane": a report to the medical research council by the committee on non-explosive anaesthetic agents. Some pharmacological actions of fluothane. Brit. med. J. **II**, 479–483 (1957).

BURNS, T. H. S., MUSHIN, W. W., ORGANE, G. S. W., ROBERTSON, J. D.: "Fluothane": a report to the medical research council by the committee on non-explosive anaesthetic agents. Clinical investigations of fluothane. Brit. med. J. **II**, 483–490 (1957).

BUSH, G. H.: Clinical experiences with diallyl-nortoxiferine in children. Brit. J. Anaesth. **36**, 787–792 (1964).

CAHEN, R. L., TVEDE, K. M.: Action of atropine on sympathetic ganglia. Arch. int. pharmacodyn. **94**, 248–256 (1953).

CARRIER, O., MURPHY, J. C.: The effects of d-tubocurarine and its commercial vehicles on cardiac function. Anesthesiology **33**, 627–634 (1970).

COMROE, J. H., DRIPPS, R. D.: The histamine-like action of curare and tubocurarine injected intracutaneously and intra-arterially in man. Anesthesiology **7**, 260–262 (1946).

—, —: Curare and curare-like compounds. Surg. clin. N. Amer. **27**, 1575–1582(1947)

CONSOLE, A. D.: The clinical use of d-tubocurarine. Ann. N. Y. Acad. Sci. **54**, 498–301 (1951).

CRISTOFORO, M. F., BRODY, M. J.: The effects of halothane and cyclopropane on skeletal muscle vessels and baroreceptor reflexes. Anesthesiology **29**, 36–43 (1968).

CRUL, J. F.: Studies on new steroid relaxants. Proc. 4th world congr. Anaesth. London 1968, Exerpta med. 418–424 (1970).

CULLEN, S. C.: The use of curare for the improvement of abdominal muscle relaxation during inhalation anaesthesia. Surgery **14**, 261–266 (1943).

— Clinical and laboratory observations on the use of curare during inhalation anaesthesia. Anesthesiology **5**, 166–173 (1944).

DALE, H. H., LAIDLAW, P. P.: The physiological action of β-iminazolylethylamine. J. Physiol. **41**, 318–344 (1910).

DAUCHOT, P., GRAVENSTEIN, J. S.: Effects of atropine on the electrocardiogram in different age groups. Clin. Pharmacol. Ther. **12**, 274–280 (1971).

DEUTSCH, S., LINDE, H. W., DRIPPS, R. D., PRICE, H. L.: Circulatory and respiratory actions of halothane in normal man. Anesthesiology **23**, 631–638 (1962).

DICK, W., DROH, R.: Pancuroniumbromid. Klinische Erfahrungen mit einem neuen steroidartigen Muskelrelaxans. Anaesthesist **19**, 173–176 (1970).

—, —, FREY, R., HADJIDIMOS, M., HALMÁGYI, M., HEYMER, G., OETTEL, P.: Experimentelle und klinische Untersuchungen mit dem Muskelrelaxans Pancuroniumbromid. Anaesthesist **19**, 248–250 (1970).

DODD, R. B., SIMS, W. A., BONE, D. J.: Cardiac arrhythmias observed during anesthesia and surgery. Surgery **51**, 440–447 (1962).

DOUGHTY, A. G., WYLIE, W. D.: An assessment of flaxedil (gallamine triethiodide, B. P.). Proc. Roy. Soc. Med. **44**, 375–388 (1951).

DOWDY, E. G., DUGGAR, P. N., FABIAN, L. W.: Effect of neuromuscular blocking agents on isolated digitalized mammalian hearts. Anesth. Analg. **44**, 608–617 (1965).

—, HOLLAND, W. C., YAMANAKA, I., KAYA, K.: Cardioactive properties of d-tubocurarine with and without preservatives. Anesthesiology **34**, 256–261 (1971).

DROH, R., HORST, J.: Untersuchungen des Diallyl-nor-Toxiferin am Herz-Lungen-Präparat und am spontan schlagenden isolierten Vorhof des Meerschweinchens. Anaesthesist **14**, 275–280 (1965).

DROST, R., BÖHMERT, F., HENSCHEL, W. F.: Klinische Beobachtungen mit Diallyl-Nor-Toxiferin. Anaesthesist **17**, 79–81 (1966).

EGER, E. I., SMITH, N. T., STOELTING, R. K., CULLEN, D. J., KADIS, L. B., WHITCHER, C. E.: Cardiovascular effects of halothane in man. Anesthesiology **32**, 396–409 (1970).

ENGSTRÖM, C. G., HERZOG, P.: Ventilation nomogram for practical use with the Engström respirator. Acta chir. scand. Suppl. **245**, 37–42 (1959).

EVERETT, A. J., LOWE, L. A., WILKINSON, S.: Revision of the structures of (+)-tubocurarine chloride and (+)-chondrocurine. Chem. Comm. **I**, 1020–1021 (1970).

— Pharmacological studies of d-tubocurarine and other curare fractions. J. Pharmacol. exp. Ther. **92**, 236–248 (1948).

FINK, L. D., CERVONI, P.: Ganglionic blocking action of atropine and methylatropine. J. Pharmacol. exp. Ther. **109**, 372–376 (1953).

FOLDES, F. F.: Muscle relaxants in anesthesiology. Amer. Lecture series 294. Charles C. Thomas, Springfield Ill. (1957).

—, BROWN, I. M., LUNN, J. N., MOORE, J., DUNCALF, D.: The neuromuscular effects of diallylnortoxiferine in anesthetized subjects. Anesth. Analg. **42**, 177–187 (1963).

—, MACHAJ, T. S., CARBERRY, P. C.: The use of gallamine triethiodide (flaxedil) with pentothal sodium-nitrous oxide-oxygen anesthesia in abdominal surgery. Anesth. Analg. **33**, 122–128 (1954).

GERECKE, W. B., IMASATO, Y., KEATS, A. S.: Histamine release by drugs used in association with anesthesia in man. Abstracts of scientific papers. S. 127. The Amer. Soc. of Anesthesiologists meeting 1969 (zit. in McCULLOUGH et al., 1970).

GILMORE, J. P., SARNOFF, S. J., MITCHELL, J. H., LINDEN, R. J.: Synchronicity of ventricular contraction: observations comparing haemodynamic effects of atrial and ventricular pacing. Brit. Heart. J. **25**, 299–307 (1963).

GOODMAN, L. S., GILMAN, A.: The pharmacological basis of therapeutics. Macmillan Comp. New York 1941.

—, —: The pharmacological basis of therapeutics. Macmillan Comp., New York 1965.

GRIFFITH, H. R., JOHNSON, G. E.: The use of curare in general anesthesia. Anesthesiology **3**, 418–420 (1942).

GRIMMEISEN, H.: Diallyl-nor-Toxiferin. Erfahrungen mit einem neuartigen Muskelrelaxans. Anaesthesist **13**, 85–89 (1964).

GROB, D., LILIENTHAL, J. L., HARVEY, A. M.: On certain vascular effects of curare in man: the "histamine" reaction. Bull. Johns Hopkins Hosp. **80**, 299–322 (1947).

GUYTON, A. C., REEDER, R. C.: Quantitative studies on the autonomic actions of curare. J. Pharmacol. exp. Ther. **98**, 188–193 (1950).

HAGER, W.: Curarewirkungen auf das Froschherz und ihre Beeinflussung durch Narkotica (Urethan). Arch. exp. Path. Pharmak. 222, 262–272 (1954).

HALDEMANN, G., SCHAER, H.: Der Gas-Check-AVL, ein neuer Mikroblutgasanalysator. Anaesthesist 20, 267–268 (1971).

—, —: Haemodynamic effects of transient atrioventricular dissociation in general anaesthesia. Brit. J. Anaesth. 44, 159–162 (1972).

HEGGLIN, R., RUTISHAUSER, W.: Die gegenseitigen Beziehungen und die klinische Bedeutung von mit der Farbstoffmethode ermittelten Kreislaufgrößen. Cardiologia 38, 249–257 (1961).

—, —, KAUFMANN, G., LÜTHY, E., SCHEU, H.: Kreislaufdiagnostik mit der Farbstoffverdünnungsmethode. Georg Thieme, Stuttgart 1962.

HERXHEIMER, A.: A comparison of some atropine-like drugs in man, with particular reference to their end-organ specificity. Brit. J. Pharmacol. 13, 184–192(1958).

HOLZMANN, M.: Klinische Elektrokardiographie. 5. Aufl., S. 803. Georg Thieme: Stuttgart 1965.

HUGHES, R.: Haemodynamic effects of tubocurarine, gallamine and suxamethonium in dogs. Brit. J. Anaesth. 42, 928–934 (1970).

HÜGIN, W., KISSLING, P.: Vorläufige Mitteilungen über ein neues kurzwirkendes Relaxans vom depolarisationshindernden Typus, das Ro 4–3816. Schweiz. med. Wschr. 91, 455–457 (1961).

HUNTER, A. R.: Diallyl Toxiferine. Brit. J. Anaesth. 36, 466–470 (1964).

IWATSUKI, K., YUSA, T., KATAOKA, Y.: Effects of muscle relaxants on ventricular contractile force in dogs. Tohoku J. exp. Med. 86, 9–18 (1965).

JOHNSTONE, M.: The human cardiovascular response to fluothane anaesthesia. Brit. J. Anaesth. 28, 392–410 (1956).

— Halothane: the first five years. Anesthesiology 22, 591–614 (1961).

JONES, R. E., DEUTSCH, S., TURNDORF, H.: Effects of atropine on cardiac rhythm in conscious and anesthetized man. Anesthesiology 22, 67–73 (1961).

KATZ, R. L., BIGGER, J. T.: Cardiac arrhythmias during anesthesia and operation. Anesthesiology 33, 193–213 (1970).

—, EPSTEIN, R. A.: The interaction of anesthetic agents and adrenergic drugs to produce cardiac arrhythmias. Anesthesiology 29, 763–784 (1968).

KELMAN, G. R., KENNEDY, B. R.: Cardiovascular effects of pancuronium in man. Brit. J. Anaesth. 43, 335–338 (1971).

KENNEDY, B. R., FARMAN, J. V.: Cardiovascular effects of gallamine triethiodide in man. Brit. J. Anaesth. 40, 773–780 (1968).

—, KELMAN, G. R.: Cardiovascular effects of alcuronium in man. Brit. J. Anaesth. 42, 625–630 (1970).

KUNER, J., ENESCU, V., UTSU, F., BOSZORMENY, E., BERNSTEIN, H., CORDAY, E.: Cardiac arrhythmias during anesthesia. Dis. chest. 52, 580–587 (1967).

LANDMESSER, C. M., CONVERSE, J. G., HARMEL, M. H.: Quantitative evaluation of the bronchoconstrictor action of curare in the anesthetized patient: a preliminary report. Anesthesiology 13, 275–280 (1952).

LOH, L.: The cardiovascular effects of pancuronium bromide. Anaesthesia 25, 356–363 (1970).

LONGNECKER, D. E., STOELTING, R. K., MORROW, A. G.: Cardiac and peripheral vascular effects of d-tubocurarine in man. Anesth. Anal. 49, 660–665 (1970).

LUND, I., STOVNER, J.: Dose-response curves for tubocurarine, alcuronium and pancuronium. Acta anaesth. scand. Suppl. 37, 238–242 (1970).

MARBURY, B. E., ARTUSIO, J. F., WESCOE, W. C., RIKER, W. F.: The effects of a synthetic curare-like compound, the triiodo salt of tris(triethylaminoethoxy) 1,2,3 benzene (flaxedil), on the anesthetized surgical patient. J. Pharmacol. exp. Ther. 103, 280–287 (1951).

MARRAZZI, A. S.: Electrical studies on the pharmacology of autonomic synapsis. I. The action of parasympathomimetic drugs on sympathetic ganglia. J. Pharmacol. exp. Ther. **65**, 18–35 (1939).

MAUTNER, H., LUISADA, A.: Antagonistic effect of asphyxia to curare paralysis of the vagus nerve. J. Pharmacol. exp. Ther. **72**, 386–393 (1941).

McCULLOUGH, L. S., REIER, C. E., DELAUNOIS, A. L., GARDIER, R. W., HAMELBERG, W.: The effects of d-tubocurarine on spontaneous postganglionic sympathetic activity and histamine release. Anesthesiology **33**, 328–334 (1970).

McDOWELL, S. A., CLARKE, R. S. J.: A clinical comparison of pancuronium with d-tubocurarine. Anesthesia **24**, 581–590 (1969).

MEYER-BURGDORFF, Ch., GERBIG, W. R.: Erfahrungen mit dem neuen Muskelrelaxans Pavulon. Anaesthesist **19**, 250–251 (1970).

MITCHELL, J. H., GUPTA, D. N., PAYNE, R. M.: Influence of atrial systole on effective ventricular stroke volume. Circulat. Res. **17**, 11–18 (1965).

MORGENSTERN, C., SPLITH, G.: Untersuchungen über die Ursachen der Gallamintachykardie und ihre antagonistische Beeinflussung durch Beta-Adrenolytica. Anaesthesist **14**, 298–301 (1965).

MORROW, D. H., MORROW, A. G.: The effects of halothane in myocardial contractile force and vascular resistance. Anesthesiology **22**, 537–541 (1961).

MUSHIN, W. W., WIEN, R., MASON, D. F. J., LANGSTONE, G. T.: Curare-like actions of tri-(diethylaminoethoxy)-benzene triethyliodide. Lancet **I**, 726–728 (1949).

NORMAN, J., KATZ, R. L., SEED, R. F.: The neuromuscular blocking action of pancuronium in man during anaesthesia. Brit. J. Anaesth. **42**, 702–710 (1970).

OPDERBECKE, H. W.: Diallyl-nor-toxiferin (Alloferin®). Z. prakt. Anaesth. **1**, 376–387 (1966).

PATON, W. D. M.: The effects of muscle relaxants other than muscular relaxation. Anesthesiology **20**, 453–463 (1959).

PAYNE, J. P.: The circulatory effects of halothane. Proc. Roy. Soc. Med. **56**, 92–94 (1963).

PICKERING, G. W.: Observations on the mechanism of headache produced by histamine. Clin. Sci. **1**, 77–101 (1933).

PRICE, H. L., LINDE, H. W., MORSE, H. T.: Central nervous actions of halothane affecting the systemic circulation Anesthesiology **24**, 770–778 (1963).

—, PRICE, M. L.: Has halothane a predominant circulatory action. Anesthesiology **27**, 764–769 (1966).

RATHBUN, F. J., HAMILTON, J. T.: Effect of gallamine on cholinergic receptors. Canad. Anaesth. Soc. J. **17**, 574–590 (1970).

RAVENTOS, J.: The action of fluothane – a new volatile anaesthetic. Brit. J. Pharmacol. **11**, 394–410 (1956).

REINIKAINEN, M., PÖNTINEN, P.: On cardiac arrhythmias during anaesthesia and surgery. Acta med. scand. Suppl. **180**, 457 (1966).

RIKER, W. F., WESCOE, W. C.: The pharmacology of flaxedil, with observations on certain analogs. Ann. N. Y. Acad. Sci. **54**, 373–392 (1951).

ROTHLIN, M.: Das Herzminutenvolumen nach Operation am Herzen. Hans Huber, Bern, 1971.

RUSKIN, J., McHALE, P. A., HARLEY, A., GREENFELD, J. C.: Pressure-flow studies in man: effects of atrial systole on left ventricular function. J. clin. invest. **49**, 472–478 (1970).

RUTISHAUSER, W., WIRZ, P., GANDER, M., LÜTHY, E.: Atriogenic diastolic reflux in patients with atrioventricular block. Circulation **34**, 807–817 (1966).

SAFAR, P., BACHMANN, L.: Compliance of the lungs and thorax in dogs under the influence of muscle relaxants. Anesthesiology **17**, 334–346 (1956).

Saxena, P. R., Bonta, I. L.: Mechanism of selective cardiac vagolytic action of pancuronium bromide. Specific blockade of cardiac muscarinic receptors. Europ. J. Pharmacol. **11**, 322–341 (1970).

—, —: Specific blockade of cardiac muscarine receptors by pancuronium bromide. Arch. int. pharmacodyn **189**, 410–412 (1971).

Schaer, H.: Atropinartige Wirkungen von Muskelrelaxantien vom nicht depolarisierenden Typus. Anaesthesist, im Druck.

Schubert, K., Schaer, H.: Vergleichende klinische und experimentelle Untersuchungen von Pancuronium-bromid (Pavulon®) und N-Diallyl-bis-nortoxiferin-dichlorid (Alloferin®) beim Menschen. Vortrag 3. Europ. Anaesthesiekongreß, Prag, 1970.

Sellik, B. A.: Pancuronium bromide, clinical experience of a new muscle relaxant Proc. 4th world congr. anesth. London 1968, Excerpta med. 1144–1147 (1970).

Skinner, N. S., Mitchell, J. H., Wallace, A. G., Sarnoff, S. J.: Hemodynamc effects of altering the timing of atrial systole. Amer. J. Physiol. **205**, 499–530 (1963).

Slama, H., Piiper, J.: Direkt anzeigendes Rechengerät zur Bestimmung des Herzzeitvolumens mit der Thermoinjektionsmethode. Z. Kreislaufforschg. **53**, 322–328 (1964).

Smith, G., Proctor, D. W., Spence, A. A.: A comparison of some cardiovascular effects of tubocurarine and pancuronium in dogs. Brit. J. Anaesth. **42**, 923–934 (1970).

Smith, N. T., Whitcher, C. E.: Hemodynamic effects of gallamine and tubocurarine administered during halothane anesthesia. J. Amer. med. Ass. **199**, 704–708 (1967).

Snedecor, G. W.: Statistical methods. 5th ed. Iowa state university press, 1956.

Sniper, W.: The estimation and comparison of histamine release by muscle relaxants in man. Brit. J. Anaesth. **24**, 232–237 (1952).

Sparling, C. M., Mook, G. A., Nieven, J., von der Slikke, L. B., Zijlstra, W. G.: Calibration of dye dilution curves for calculating cardiac output and central blood volume. Acta **III**, europ. cord. scient. conv. S. 595, 1960.

Stoelting, R. K.: Blood-pressure responses to d-tubocurarine and its preservatives in anesthetized patients. Anesthesiology **35**, 315–317 (1971).

Summers, F. W., Koons, R. A., Denson, J. S.: The effects of d-tubocurarine on blood pressure during fluothane® anesthesia in man. Anesth. Analg. **41**, 17–22 (1962).

Szappanyos, G., Chafai, R., Rifat, R., Gemperle, M.: Essai-clinique avec un nouvel agent curarisant: bromure de pancuronium (pavulon, NA 97). In »anesthésie vigile et subvigile«. Travaux du symposium international d'Ostende. Ars Medici, Nivelles, 1969.

Tammisto, T., Welling, I.: The effect of alcuronium and tubocurarine on blood pressure and heart rate: a clinical comparison. Brit. J. Anaesth. **41**, 317–322 (1969).

Thomas, E. T.: The effect of d-tubocurarine chloride on the blood pressure of anaesthetised patients. Lancet **II**, 772–773 (1957).

Tschirren, B., Obrecht, R., Marty, H.: Alloferin bei der Hyperventilationsnarkose mit Lachgas. Bull. schweiz. Akad. med. Wiss. **23**, 41–47 (1967).

Tum-Sudden, C.: The effects of atropine upon mammalian striated muscle. J. Pharmacol. exp. Ther. **124**, 135–141 (1958).

Varney, R. F., Linegar, C. R., Holaday, H. A.: The assay of curare by the rabbit "head-drop" method. J. Pharmacol. exp. Ther. **97**, 72–84 (1949).

Walts, L., McFarland, W.: Effect of vagolytic agents on ventricular rhythm during cyclopropane anesthesia. Anesth. Analg. **44**, 429–432 (1965).

Waser, P. G., Harbeck, P.: Pharmakologie und klinische Anwendung des kurzdauernden Muskelrelaxans Diallyl-nor-Toxiferin. Anaesthesist **11**, 33–37
(1962).

Whitacre, R. J., Fisher, A. J.: Clinical observations on the use of curare in
anesthesia. Anesthesiology **6**, 124–130 (1945).

Wiemers, K., Eich, J.: Über Blutdrucksenkung nach Curareanwendung. Anaesthesist **2**, 50–55 (1953).

Wilson, F. N.: The production of atrioventricular rhythm in man after the administration of atropine. Arch. int. Med. **16**, 989–1007 (1915).

Wintersteiner, O., Dutcher, J. D.: Curare alkaloids from chondodendron
tomentosum. Science **97**, 467–470 (1943).

Wood, E. H.: Diagnostic applications of indicator-dilution technics in congenital
heart disease. Circulat. Res. **10**, 531–568 (1962).

Wyant, G. M., Merriman, J. E., Kilduff, C. J., Thomas, E. T.: The cardiovascular effects of halothane. Canad. anesth. soc. J. **5**, 384–402 (1958).

Anaesthesiology and Resuscitation · Anaesthesiologie und Wiederbelebung
Anesthésiologie et Réanimation

Erschienene Bände: